Denise König

Scheidungskinder heilen

Über die Macht des Unterbewusstseins

spirit RAINBOW Verlag

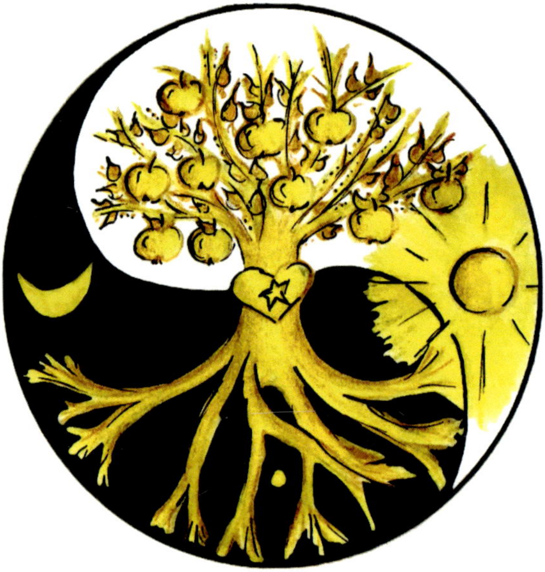

Denise König

SCHEIDUNGSKINDER HEILEN

Über die Macht des Unterbewusstseins

spirit RAINBOW Verlag

Impressum

1. Auflage 2023

www.spirit-rainbow-verlag.de

Printed in Germany

Gestaltung, Druck und Vertrieb:
Druck- & Verlagshaus Mainz
Süsterfeldstraße 83
52072 Aachen

www.verlag-mainz.de

Umschlaggestaltung: Dietrich Betcher
Innenteilgestaltung: Yessin Saad
Illustrationen im Innenteil: Andrea Stalder Aegerter

ISBN-10: 3-948108-71-4
ISBN-13: 978-3-948108-71-7

Inhalt

1. Ausgangslage / Zielsetzung ... 10

2. Die Geschichte der zwei Samen – Urvertrauen und Liebe oder Zweifel und Angst ... 13

- Welche Stimme in uns stärker wächst, ist die, die wir mit unserer Aufmerksamkeit füttern ... 17
- Die Nährstoffe der Liebe verbinden ... 17
- Die Nährstoffe der Angst trennen ... 18
- Das Gedicht der Samen ... 19

3. Aufmerksamkeit – Stille – Friede – Atemfluss ... 21

4. Von der hohen Kunst des Unkrautjätens in der Tiefe ... 26

- Bäume sind die Lunge der Erde: Ohne Atem kein Leben, ohne Leben kein Atmen ... 26

5. Schicht um Schicht zum Seelenlicht ... 31

- Gemeinsam entspulen wir den Lebensfilm unserer Vergangenheit und lernen, sie loszulassen und sein zu lassen ... 31
- Wir spulen unseren Lebensfilm der Gegenwart neu auf ... 33
- Ein halber Mensch kann nicht glücklich sein, nur ein ganzer kann das. Gegensätze harmonisch vereinigen: Die heilige Hochzeit ... 34
- Ausgleichsatmung der gegensätzlichen Pole Yin und Yang für die innere Mitte ... 35
- Die reine Seele – Die heilige Familie ... 37
- Die Erde trägt mich: Unsere innere Mutter /innere Frau ... 38
- Der Himmel hält mich: Unser innerer Vater / Mann ... 40
- Unser inneres Kind ... 41
- Was fördert die Freude des getrennten Kindes (physisch oder inneres)? ... 43
- Positive Affirmationen ... 49

6. Der Baum der Vergangenheit – der goldene Herbst: Das Loslassen der Blätter und das Sterben im Winter ... 50

- Es ist jetzt ... 50

7. Der Baum der Gegenwart: Seele ist zeitlose Gegenwart 71

8. Liebe deine Wurzeln, wurzle in Liebe – Liebe, die auf das Vertrauen und die Aufrichtigkeit in sich selbst wurzelt, wächst ein Leben lang 75

Herzwurzeln bilden 76

8.1. Trance Healing 1. Chakra Urvertrauen – zurück zu den Wurzeln – die Kraft des Mütterlichen 77

9. Die Verwandlung vom Samen zum Sprössling: Die Geburt des Selbstwertes – ich gebe mir Selbst meinen Wert 84

Ich bin wertvoll – ein kostbarer Schatz 84

9.1. Trance Healing 2. Chakra Selbstwert 85

10. Der Durchbruch des Keimlings in das Licht – das Selbstbewusstsein wird geboren 90

10.1. Trance Healing 3. Chakra Selbstbewusstsein 92

11. Im Zentrum der Liebe wohnt mein Herz 97

11.1 Trance Healing 4. Chakra Selbstliebe 98

12. Am Ende des Baumstamms – der Anfang der Baumkrone meine Wahrheit, das Äthertor: Der Ausdruck meiner Seele 104

12.1 Trance Healing 5. Chakra Selbstausdruck 105

13. Kronenbildung 108

13.1. Trance Healing – 6. Chakra Selbsterkenntnis 109

14. Die Baumkrone in ihrer ganzen Schönheit 114

14.1. Trance Healing – 7. Chakra Selbstverwirklichung 115

15. Wunschbaum-Meditation: Mit einem farbigen Stoff in eine bunte Zukunft 121

16. Schlusswort 127

17. Ausblick 128

Quellenverzeichnis 130

1. Ausgangslage / Zielsetzung

Warum eine gute Scheidung wichtig ist und wie sie durch liebevolle Kommunikation mit dem inneren Kind erreicht werden kann.

Etwa 143.000 Kinder pro Jahr sind in Deutschland von der Scheidung ihrer Eltern betroffen[1]. In der Schweiz sind es im Jahr 2021 circa. 17.000 Kinder[2]. Eine Scheidung hat für Kinder immer direkte und indirekte Folgen, die berücksichtigt werden müssen. Die direkten Folgen betreffen den Zerfall der Familie, die Reduzierung der Kontakthäufigkeit – zumindest zu einem Elternteil – während die indirekten Folgen sich zum Beispiel durch einen Ortswechsel oder eine schlechtere finanzielle Situation der Eltern nach der Scheidung äußern. Negative Langzeitfolgen durch die Trennung zeigen sich zum Beispiel in Schulschwierigkeiten, Verhaltensauffälligkeiten, niederen Selbstwertgefühlen und späteren Partnerschaftsproblemen. Zusätzlich scheint vor allem der für Jungen drastischere »Verlust des Vaters« psychologisch relevant zu sein und mehr Beeinträchtigungen seitens der Knaben mit sich zu ziehen, insbesondere auch deshalb, weil ein Großteil der Kinder im Falle einer Scheidung der Mutter zugeteilt werden. Scheidungskinder sind aber nicht zwangsläufig die Kinder mit den größeren Problemen. Nach Remo Largo geht es Scheidungskindern, deren Eltern sich verstehen, oftmals besser als Kindern aus Kernfamilien, deren Eltern sich streiten.[3] Wie der aktuelle Forschungsstand zeigt, ist die Scheidung an sich nicht ausschlag-

---

1 DESTATIS, statistisches Bundesamt 2023; Pressemitteilung Nr. 301 vom 14. Juli 2022.

2 BFS – BEVNAT, https://www.bfs.admin.ch/bfs/de/home/statistiken/bevoelkerung/heiraten-eingetragene-partnerschaften-scheidungen/scheidungshaeufigkeit.html Abruf: 01.03.2023.

3 Vgl. Largo, Remo; Czernin, Monika: Glückliche Scheidungskinder. Was Kinder nach der Trennung brauchen. 4. Auflage. Piper, 2018.

gebend für die psychische Gesundheit des Kindes. Vielmehr ist es der Umgang mit dieser Thematik und der daraus resultierenden Verantwortung im Umgang mit Konflikten. Je destruktiver und chronischer die Konflikte der Eltern sind, desto größer ist das Gefährdungspotenzial der körperlichen, geistigen und seelischen Gesundheit der Kinder.

Wichtig ist die Erkenntnis, dass es auch eine gute Scheidung geben kann, dann nämlich, wenn durch liebevolle Kommunikation wieder Harmonie erreicht werden kann. Eine liebevolle Kommunikation spiegelt sich in erster Linie in der Selbstbeziehung wieder, durch fürsorgliche Gedanken und warmherzige Gefühle sich selbst gegenüber. Grundlage dafür ist wiederum eine gesunde geistige und seelische Selbsternährung für das eigene innere Kind, denn Ernährung ist nicht nur das, was wir essen und trinken. Wahre Gesundheit entsteht dadurch, dass wir uns der Dinge bewusst sind, die wir unserem Körper, unserem Geist (Gedanken) und unserer Seele (Gefühle) zuführen.

Das Besondere an dieser Arbeit ist, dass die Transformation nicht nur auf der Verstandesebene erfolgt, sondern mit der Methode des *Trance Healing* (Tiefenentspannung / Theta-Bereich) erfolgreich über das Unterbewusstsein Heilprozesse eingeleitet werden. (Die im nachfolgenden Werk unter anderem mit grün gekennzeichneten Texte sind auf meinem Hörbuch die Passagen, bei denen ich mit meiner Sprechstimme den Zuhörer in die Tiefenentspannung führe.) Bleibt das innere Kind an einem positiven inneren Dialog angebunden, fühlt es sich gesehen, gehört und geliebt. Wird das innere Kind jedoch durch negative Gedanken von seinem Urvertrauen getrennt, schneidet es sich von seinem wahren Selbst ab. Das vorliegende Buch, »*Scheidungskinder heilen*«, führt Kinder ungeachtet der äußeren Umstände und Gefühle zurück in die Eigenermächtigung, hilft ihnen, ihr Urvertrauen zurückzugewinnen und ihren Selbstwert wiederzufinden. Ver*lobe* dich wieder mit dir selbst – und gib dir selbst wieder das Ja-Wort. *Traue* dich.

Es ist Zeit, zu sich selbst heimzukehren, denn unsere wahre Natur ist Urvertrauen und Liebe. Lasst uns Liebe in Kinder pflanzen, damit Liebe gesät und Frieden geerntet werden kann.

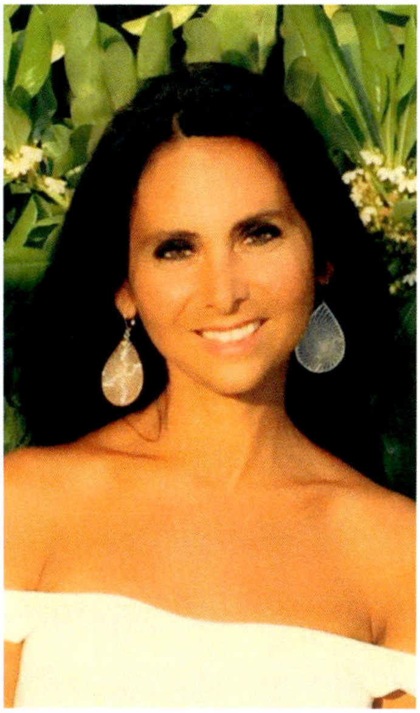

Ich bin Denise König-Simsariyan, Tochter einer großartigen orientalischen Migrationsfamilie. Das war mir nicht immer gleichermaßen bewusst und ein langer Weg der Selbsterkenntnisse. Meine Arbeit zielt darauf ab, Scheidungs- und Trennungs-Kindern, die heutzutage großen Herausforderungen gegenüberstehen und mit viel Kampf, Druck und Unfrieden zu kämpfen haben, ihre ursprüngliche Form zurückzugeben und ihr Augenleuchten, ihr Seelenfeuer durch die Er*inner*ung an unseren wahren Ursprung von Urvertrauen und Liebe wieder zu entfachen. Meine Arbeit basiert auf Selbsterfahrungen aus meiner Kindheit durch vielerlei Herausforderungen bis hin zum frühen Tod meines Vaters, als ich sieben Jahre alt war. Die Scheidung meiner Ehe mit meinen zwei Töchtern, damals auch sieben- und neunjährig, schenkte mir – durch die Wiederholung meiner Vergangenheit – die Möglichkeit, durch tiefgewonnene Erkenntnisse endlich[4] die Fesseln der Zeit zu sprengen, aus dem Rad der Zeit auszusteigen und meine Lebensgeschichte neu aufzuspulen.

4 Veda, Ramona: Trance-Healing-Ausbildung bei der Rastoa Akademie vom 20.07.2018. (»Endlich« = »Am Ende ist das Licht.« Wortspiel von Ramona Veda.)

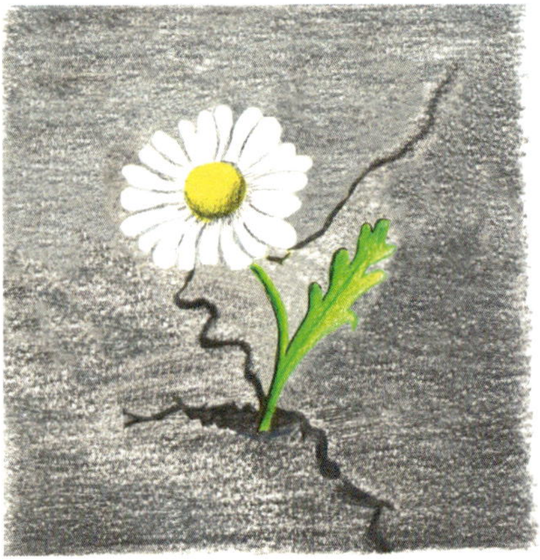

Genauso wie eine Blume durch den Asphalt bricht, durchbrechen wir gemeinsam das Rad der Zeit durch Innenschau und Bewusstseinsarbeit. Das Leben ist nichts anderes als eine Schule, in der man lernt. Lektionen mit dem Bewusstsein betrachten, um nicht mehr über Steine zu stolpern. Der Baum wird sich seiner selbst bewusst und wird zum Baum des ewigen Lebens. Ich wünsche dir viel Gelassenheit, um die Vergangenheit loszulassen sowie die Zukunft sein zu lassen und den Mut, *im Hier und Jetzt den Frieden* zuzulassen. Im Hier und Jetzt, ohne Trennung und ohne Zeit.

Mein allertiefster Dank gilt nebst meinen zwei wundervollen Töchtern Alyssa und Kira, meiner liebevollen Mutter Antoinette, meinem Vater Kevork, meinem Bruder Jean-Pierre und seiner Familie, Elisa, der Patentante meiner Tochter Kira, meinem Patenkind Melissa, meinem Stiefvater Fredy und meiner Stiefschwester Leo sowie Sevim, Sevil und Sibel. Aber vor allem danke ich meinem Seelenpartner Kalin und dem allerbesten Coach auf Erden, Ramona Veda, Gründerin der RaStoa Akademie und gleichzeitig Ausbilderin der *Trance Healing*-Methode.

2. Die Geschichte der zwei Samen – Urvertrauen und Liebe oder Zweifel und Angst

Eine Handvoll Erde ist wie ein Teppich voller Samen und Möglichkeiten. Für welchen Samen entscheidest du dich? Der Samen der Seele weiß, dass er, um zu wachsen, in ein Leben mit vielen Herausforderungen hineingeboren wird. Ein Weg, um sich selbst zu erkennen, um dann dem Licht zu folgen.

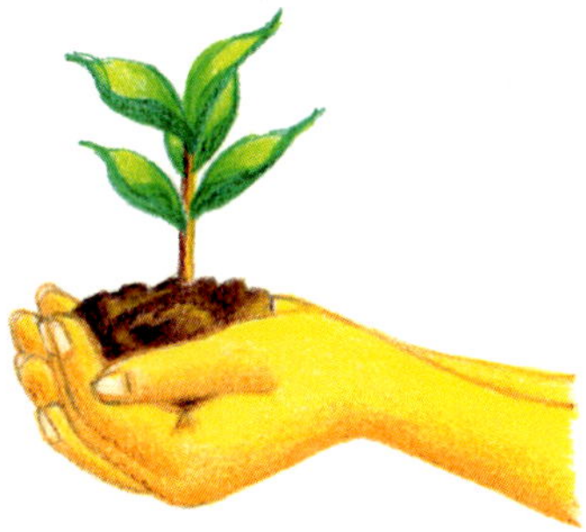

Es waren einmal zwei Samen, die in den heiligen Mutterschoß der Erde gepflanzt wurden. Beide Samen schliefen tief und fest in der nassen, geborgenen Erde.

Da erwachte der eine Samen und fragte den anderen: »Freust du dich auch auf die Zeit nach dem Mutterschoß so sehr wie ich? Ich kann es kaum erwarten, meine Wurzeln tief in die Erde wachsen zu lassen und meine Äste zum Himmel auszustrecken. Wir werden jedes Jahr im Winter sterben und nach dem Schmerz im Frühling zu neuem Leben auferstehen. Und wie ein Samen unter der Schneedecke vom Frühling träumt, träumt unser Herz von der Wärme und vom Licht des Frühlings.«

Der andere Samen erwiderte: »So etwas gibt es nicht! Wir sind hier im Schoß der Mutter Erde, das ist alles. Es gibt keine Sonne, kein Licht und keine Baumkrone. Sterben, um neu zu erblühen? So absurd.«

Der Samen der Seele antwortete darauf: »Ich werde der leisen Stimme in mir vertrauen, mir treu bleiben und aufrecht sein wie ein Baum.« Er hüllte sich in wundersame Gedanken, in liebevolle Gefühle, träumte von der Ankunft des Frühlings und vom Erblühen zur Vollendung. Er folgte dem Weg seines Herzens und wünschte es sich so sehr, aus der Quelle des Lebens zu trinken, sich im Licht des Schöpfers zu sonnen, sich vom Wind streicheln zu lassen und sich in der Not des Reifens getragen zu fühlen, dass er der Angst und dem Zweifel keinen Einhalt gebot. Ihm war bewusst, seine Reise könnte lange und beschwerlich sein. Dennoch war sein Herzensruf so stark, seiner Freude zu folgen, dass er die beschwerliche und unbekannte Reise auf sich nehmen wollte.

So hielt er Tag für Tag nur an seinem Wesenskern fest und ließ immer wieder los, was nicht seinem Samen entsprang. Viele Samen würden den Weg erst gar nicht riskieren und sich lieber in der harten Schale in Sicherheit wiegen. Kaum macht man sich auf den Weg, beginnt der Kampf, das Ringen mit Steinen, erschaffen durch eigene Gedanken, Gefühle und Widerstände. Es erfordert großen Mut, an den Steinen, welche als Hindernisse erscheinen, zu wachsen und daran stark zu werden. Stein um Stein wächst das Bewusstsein für den eigenen Fortschritt.

In den Momenten, in denen sich der Samen der Seele einsam fühlte, wurde er ganz still, rief seine innere Mutter und seinen geistigen Vater in sich auf. Auch in größter Not *wusste* er, dass er nicht alleine ging, sondern von guten Mächten behütet war. Es war ihm bewusst, dass er aus dem Samen seines Vaters entsprungen war, der ihm sein Leben und die Durchsetzungskraft geschenkt hatte. Die Mutter ihrerseits war sein heiliger Schoss und es war die Kraft des Mütterlichen, die ihn durch die erste Zeit in der feuchten, dunklen Erde trug: Durch tiefes Vertrauen, Glauben, Geborgenheit, Sicherheit, Stille, Wurzeln, die tief in die Erde reichten. Es war die Verbindung von Vater Himmel und Mutter Erde, die ihm die Kraft der goldenen Mitte verlieh. Er konnte nicht verstehen, wieso die Kraft des Mütterlichen bei so vielen Samen zu kurz kam: die weibliche Intuition war doch genau so mächtig wie die väterliche Durchsetzungskraft. Was ihn aber noch mehr trug, war, dass er nicht nur ein Kind seiner Eltern, sondern auch ein Kind Gottes war. Er begutachtete Stein um Stein, die ihm in den Weg gelegt wurden, sammelte Selbsterkenntnisse und wuchs in seinem Bewusstsein über sich hinaus. Die Stille, das Anhalten, das In-sich-gehen trug ihn immer wieder zu seinem Wesenskern, sodass die Angst ihn nicht übernehmen konnte. So wuchs er von einem zierlichen Sprössling lang*sam* zu einem wundervollen, kräftigen Baum heran. Als die Zeit / Frucht reif war, öffnete sich die Fruchtkapsel und ließ die Samen – den Schatz – herausfallen. Der Baum trug Früchte und erntete Frieden, Freude und Glückseligkeit.

Der andere Samen, der Samen des Egos, fürchtete sich jedoch zu sehr. Er zweifelte immer noch und immer wieder, fühlte sich unsicher und wusste nicht, was passieren würde, wenn er seine Wurzeln in den dunklen Schoss der heiligen Mutter Erde ausstrecken würde. Er fragte sich, was ihn dort in der Tiefe erwarten könnte. Er hatte kein Urvertrauen, keine Anbindung zur großen Mutter und schreckliche Angst davor, dass es ihm weh tun würde, wenn er noch tiefer in die Dunkelheit wachsen würde. Er wollte es auch vermeiden, dass sein Stamm Schaden nehmen könnte, wenn er versuchte, die Erdkruste zu durchbrechen. Was wäre, wenn er auf dem Weg durch die Dunkelheit fallen würde? Er wusste auch nicht, was ihn oberhalb der Erde erwartete. Es konnte so viel passieren, die Welt war voller Gefahren! Wie sollte er die Steine, die ihm in den Weg gelegt werden, überwinden? Wer war überhaupt schuld an den Steinen, wer hatte sie ihm in den Weg gelegt? Wieso war seine Mutter nie richtig für ihn da? Und wo war sein Vater? Er fühlte sich nicht gesehen, nicht gehört, einsam *(ein Same)*. Was, wenn es da oben gar kein neues Leben gab? Weil seine Gedanken in seinem Verstand so laut waren, sein Ego die Kontrolle übernommen hatte, konnte er die Stimme seines Herzens nicht mehr hören. Seine inneren Eltern waren stets da und warteten auf ihn, aber er konnte sie nicht sehen, weil sein Herz verschlossen blieb. Er fühlte sich einsam, verlassen und voller Zweifel. Er wollte ganz sicher sein und wartete auf den Tag, an dem alles sicher war. Doch dieser Tag kam jedoch nie. So blieb der Samen ein Leben lang in der Erde liegen und lebte nie sein Leben, weil er solche Angst hatte, zu sterben.

Sei geerdet
Bilde Wurzeln
Verlass deine
Komfortzone
Wachse an Steinen,
die dir in den
Weg gelegt werden
Halt dich an deinem
wahren Selbst
fest
Blühe

In jedem von uns wohnen diese zwei Stimmen: Die Stimme der Liebe, des Urvertrauens, des All-Einsseins und die Stimme der Angst, des Zweifelns, der Einsamkeit.

Welche Stimme in uns stärker wächst, ist die, die wir mit unserer Aufmerksamkeit füttern.

Wir haben in jedem Augenblick unseres Lebens die Wahl, uns mit dem geistigen Nährstoff zu nähren, den wir brauchen, und diesen durch unsere Aufmerksamkeit immer mehr und mehr wachsen zu lassen. Aus einem guten Gedanken entsteht eine starke Tat, so wie aus einem Samenkorn ein starker Baum entsteht. Gute Samen säen, darum geht es.

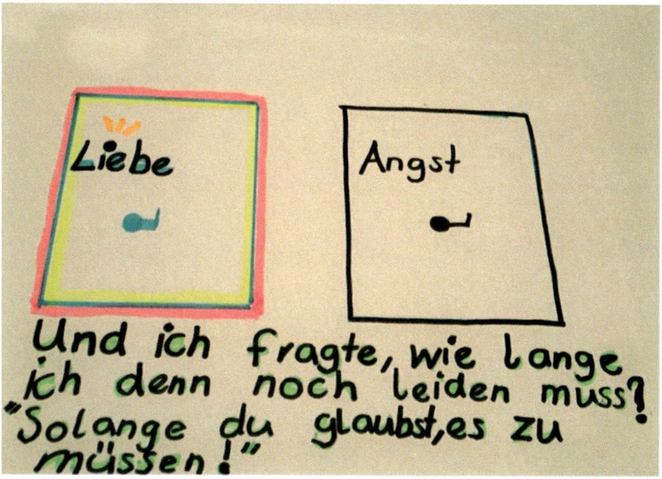
Liebe
Angst
Und ich fragte, wie lange ich denn noch leiden muss?
"Solange du glaubst, es zu müssen!"

Die Nährstoffe der Liebe verbinden:

Liebe ist ein lebensspendender, kräftiger Düngernährstoff: Das Wachstum wird gefördert, der Seelen-Ertrag erhöht, die Qualität der Ernte verbessert und die Bodenfruchtbarkeit gefördert.

Liebe ist: *die Einheit mit Gott, das Ziel jeden Lebens, unser Bund mit Gott, unsere ursprüngliche Form, die selbstverständliche Ausrichtung des Lebens nach Gott. Liebe ist unser Göttlicher Ursprung, lebt in unserem Herzen, lässt das Licht unserer Seele strahlen, wohnt im paradiesischen Garten, ist ewiglich*[5] *ist Glaube und Dankbarkeit, Vertrauen und Stille, Selbstliebe und Vergebung, Sein und Freiheit, Lie-*

5 Veda: »Ewiglich« = »Ewig ist das Licht.« (Wortspiel.)

be ist Gegenwart, Akzeptanz und Verbundenheit, Stille, die Öffnung zum Licht, Leichtigkeit und Freude, ist unsere wahre Natur, ist Seelennahrung, Sanftmut und Edelmut, unser wahres Zuhause, Vitalität und Energie, Nähe und Gesundheit, setzt gesunde Grenzen, Liebe ist Friede, Liebe ist.

Der große Geist gedeiht auf dem Nährboden der Liebe. Er zieht in den Frieden, lässt uns wachsen und zur Vollendung erblühen. Die Frucht der Erlösung keimt aus dem Samen der Liebe.

Die Nährstoffe der Angst trennen:

Angst ist: *die Trennung vom Göttlichen, die Ausrichtung nach dem Materiellen und dem Machtstreben des Menschen, die Frucht der Sünde, der Fall aus der Einheit in den Abgrund von Gottverlassenheit, Tod und Angst,* Zwei*fel statt* Ein*heit, verzerrter Verstand, die Vertreibung aus dem Paradies, die Ausrichtung nach weltlichem Entgelt, Scham, Ungeduld, Vergleichen, Opferhaltung und Wut, Ungegenwärtigkeit und Zorn, Verurteilung und Isolation, Schwere und Misstrauen, Schuld und Trauer, Härte und Kleinhaltung, Neid und Missgunst, Durst nach Leid, Distanz, Krankheit, Hass, Krieg, Angst kämpft.*

Angst keimt auf dem Nährboden des kleinen Geistes. Er zieht in den Kampf. Es wuchert, lässt uns stagnieren und verwelken. Die Frucht der Sünde keimt aus dem Samen der Angst.

Remo Largo bestätigt in seinem Buch *Glückliche Scheidungskinder,* dass, wenn es Kindern nicht gut geht, sich dies in emotionaler Verunsicherung, Verhaltensauffälligkeiten, psychosomatischen Störungen sowie Entwicklungsverzögerungen und Leistungsverminderungen äußert.

Die ultimative Beziehung, in der alles heilen kann, ist die Beziehung zu dir selbst.

Es ist *jetzt* die Zeit, den goldenen Samen nochmals ganz bewusst in mir zu setzen, meine eigenen Wurzeln zu versorgen und zu nähren, mich an mein wahres Selbst auszurichten, mich an die

Quelle anzu*binden*, da zu sein *für mich,* mir Zeit zu schenken, mich mit *mir selbst* auszufüllen, mich zu stärken, mich immer wieder zu sehen und zu hören, um mich selbst zu beheimaten, es mir wert zu sein, für mich selbst in der Tiefe zu sorgen, mir immer wieder aufs Neue das Jawort zu geben, mir ein guter Nährboden zu sein, mich mit Nährstoffen der Liebe zu füllen, mich liebevoll durch die Dunkelheit zu führen, an Hindernissen zu wachsen und Widerstände dankbar anzunehmen, weil sie mich stark machen, den Glauben an mein Licht nie zu verlieren, an mich zu glauben, denn das ist das Ge*heim*nis, mich in den dunkelsten Stunden immer wieder nach dem Licht auszurichten und mich daran zu erinnern, wer und was ich wirklich (wirke Licht R.V.) bin. Zu wachsen in meinem Bewusstsein durch tief gewonnene Selbsterkenntnisse. Den Glauben tief in mir zu verankern und mich daran festhalten, wenn es stürmt. Denn meine Seele kennt den Weg. Die Herausforderung liegt darin, meinen Verstand still werden zu lassen.

Das Gedicht der Samen

Wie ein Samen, der die Erde durchbricht, durchbreche ich jetzt die Muster der Zeit, damit gebe ich die Reise frei, zu meiner eigenen Glückseligkeit. Die Stille trägt mich zurück zu meinem Seelenkern.

Ich bin stark
ich bin einzigartig
ich bin unendlich geliebt
ich glaube an mich,
denn das ist das Geheimnis,
ich wachse an Widerständen,
halte mein Licht
während ich den Schatten transformier,
nehme mein inneres Kind an die Hand
und führe es zurück ins Heimatland,
es ist eine Herausforderung
für die wahrhaftige Ordnung,

halte mich fest an meinem inneren Wesenskern
und hab mich ganz fest gern
verlier niemals das Ziel aus den Augen,
habe tiefes Vertrauen.
Liebe mich so fest ich kann
ich bin ein Wunder, prachtvoll und ganz.
Verstehe mich selbst.
Wenn ich mich nicht mehr selbst
versteh, fange ich mich an zu bewegen
Körper, Geist und Seele für den großen Segen.
Lausche ich der Stille meines Geistes und ruhe
im Herzen,
brenne für mich und lass los alte Schmerzen.
Bin ganz einfach
und einfach ganz,
fülle mich aus
und komm nach Haus.
Es ist Zeit,
denn es ist jetzt,
mache mich frei von den Fesseln der Zeit,
die haben mir zugesetzt.
Wieder frei werden soll ich wie ein Kind,
auf das nichts mehr mir die Freude nimmt.
Mein Kind in mir ganz und geheilt,
versprüh ich ab heute Glück-Seligkeit.
Meine geistigen Eltern in mir vereint,
verbunden mit Erde und Himmel in alle Ewig-
keit.

3. Aufmerksamkeit – Stille – Friede – Atemfluss

Hinter der Welt der Worte ist etwas Wesentliches, das mit Worten nicht beschrieben werden kann.

Das Trance Healing ist eine besondere Sprechtechnik, die ich mir in einer intensiven und individuellen Ausbildung aneignen durfte. Dabei lernte ich meine Stimme so einzusetzen, dass sie den Menschen in eine Tiefenentspannung versetzen kann. Wie funktionieren Trance Healings? Wenn wir alten Kulturen Glauben schenken möchten, so eröffnet uns *Ruhe gepaart mit bewussten Atemzügen* das Tor zu unserer wahren Essenz, zu unserem Wesens- und Seelenkern. Ich bin fest davon überzeugt, dass jeder Mensch alles in sich trägt, was er für sich braucht, um seine kraftvollste Version zu leben und sein vollstes Potenzial auszuschöpfen. Alles ist in uns, nur sind wir so selten zu Hause. Es ist Zeit, jetzt nach Hause zurückzukehren. Wir trainieren den Geist, still zu sein. Wir arbeiten über die Macht und Kraft des Unterbewusstseins und stärken die geistige, seelische und körperliche Gesundheit. Je nach Bewusstsein werden verschiedene Zustände erreicht. Eine erfolgreiche Beeinflussung des Unterbewusstseins ist nach diesen Erkenntnissen nur im Alpha- und Theta-Zustand möglich. Im Zustand der Tiefenentspannung ist das Unterbewusstsein formbar wie Wachs. Im Zustand der Entspannung ist es am Leichtesten, Blockaden zu neutralisieren und neue, positive Antriebe für die Zukunft zu programmieren und zu verstärken. Erkenntnisse aus der modernen Gehirnforschung machen deutlich, dass positive Informationen uns aufbauen, befreien, unsere Weiter- und Höherentwicklung (Bewusstsein) stark beeinflussen.[6] Das Alpha-Training (Entspannung) und Theta-Training (Tiefenentspannung) zielt mit der Kraft der Wiederholungen auf Nachhaltigkeit ab.

6 Vgl. Enkelmann, Nikolaus B.: Mentales Training baut Stress ab (07.06.2011). https://www.business-wissen.de/artikel/mentales-training-baut-stress-ab. Abruf: 01.09.2022.

Folgendes wird unterstützt:

- Selbstheilungskräfte stimulieren
- Synchronisierung der Gehirnhälften
- Inneren Stress vermindern
- Traumata erheben
- Positive Verhaltensweisen in der Tiefe nachhaltig setzen
- Fokus nach Innen richten (Ablenkung minimieren)
- Verankerung neuer Verhaltensweisen im Unterbewusstsein für Geborgenheit, Sicherheit und Selbstwert

Das Trance Healing ist eine sehr sanfte und gleichzeitig sehr effektive Methode, Körper Geist und Seele wieder in Einklang zu bringen und im Unterbewusstsein neue Verhaltensweisen zu verankern, um Heilprozesse bestmöglich zu fördern. Im Zustand der Trance – also der Tiefenentspannung – befinden wir uns in einem veränderten Bewusstseinszustand, unsere geistige Aktivität wird auf ein Minimum reduziert und unser Verstand wird vollständig entladen. In diesem Moment wird unser Unterbewusstsein getriggert, ist stark fokussiert und somit sehr offen für Veränderungen. Da unser Unterbewusstsein 90-95% unseres Verhaltens steuert, ist es in diesem tiefenentspannten Wachzustand möglich, grundsätzliche Verhaltensmuster zu verändern und weitreichende Veränderungen zu bewirken, um Gesundheit, Balance, Freude und vieles mehr zu erlangen. Unsere Intuition und unser Seinszustand werden stimuliert. Den optimalen Bewusstseinszustand für unsere *Persönlichkeitsentwicklung* können wir in der Tiefenentspannung abrufen, denn da haben wir unbegrenzten Zugang zu unserem Unterbewusstsein. Trance Healings wirken bewusst im Bereich des Unbewussten. Dafür müssen bestimmte Bewusstseinszustände erreicht werden, die mit bestimmten Gehirnwellenmustern einhergehen. Theta ist der Zustand zwischen Entspannung (Alpha) und Schlaf

(Delta).[7] Hier wird der Verstand weitgehend ausgeschaltet. Es ist das Tor zu unseren Ängsten, aber auch zu unserem wahren Potenzial, wo Selbsterkenntnisse und Selbstheilungskräfte aktiviert werden. Wenn Ruhe und Schläfrigkeit umschlagen, stellt das Gehirn auf die langsameren Theta-Wellen (4-8 Hz) um, die meist von mentalen Bildern begleitet werden. Theta öffnet Zugang zu unbewusstem Material,[8] zu Träumereien, freien Assoziationen, verborgenem Wissen und kreativen Ideen, zu unserer Intuition.

In der Ruhe liegt die Kraft,
die neue Lebenssäfte schafft.
Dies ist das lichte Elixier
lässt dich leben im Jetzt und Hier.
Das Paradies ist ein Geisteszustand,
du hast es allzeit in Deiner Hand.

Ob du einen Garten Eden erschaffst
mit Blumen aus dem Paradies
oder lieber Unkraut wachsen
lässt im geistigen Verlies.

Die Zeit ist reif, deine Seele erblühen zu sehen
und dir selbst nicht mehr Wege zu stehen
Gedankenstille hält dich vom Unwahren fern
und führt dich nach Hause zu deinem Seelenkern
in die tiefe Stille im Kern deines Wesens,

---

7 Vgl. Bart, Wolf: Kompaktkurs Mentaltraining (7): Gehirnwellen und Bewusstseinszustände. https://www.experto.de/praxistipps/kompaktkurs-mentaltraining-7-gehirnwellen-und-bewusstseinszustaende.html. Abruf: 01.09.2022.

8 Vgl. Amann-Jennson, Günther: Alpha, Beta, Delta & Theta – Gehirnwellen und ihre Bedeutung (29.08.2019). https://www.einfach-gesund-schlafen.com/allgemein/alpha-beta-delta-theta-gehirnwellen-und-ihre-bedeutung. Abruf: 01.09.2022.

verwurzelt in der Tiefe deiner machtvollen Seele die
Zeitlinie ist vergangen und endlich gewesen.
Dorthin möchte meine Stimme dich hintragen und dich
erinnern:
Die Quelle der Kraft ist stets in dir in deinem Innern.
Du brauchst nichts zu tun,
bloß loslassen und in dir ruh'n,
dich festhalten an deinem hohen Selbst,
an deinem Innern, deinem Wesenskern.
Meine Stimme soll dir eine Stütze sein
auf dem Weg zu deinem wahren Sein.

Sie soll dich begleiten und dich wachrufen,
damit du aufhörst, im Außen nach dir zu suchen.
Die Fülle ist der wahre Ursprung in dir,
loslassen den Mangel, den gibt's nicht im Jetzt und Hier
beginnst dich zu verwurzeln in der Tiefe deiner Seele.

Um in der Stille aufzublühen und nach Hause heimzu-
kehren
im Raum der Stille, ohne Gedanken und ohne Gefühle
aufwachen
ins transzendentale Erblühen,
alle Seelenanteile holen wir zu dir zurück,
Anteil um Anteil, Stück um Stück.
Ein Samen wächst in der Stille,
begleitet durch Gottes Willen.
Dein Atem ist dein Königsweg ins Jetzt.
So lässt du den Schmerz los und bist nicht mehr ver-
letzt.
Beobachte deinen Atem, wann immer es geht,
damit das Unkraut endlich an der Wurzel vergeht
Urvertrauen und Liebe tief in dich
ein- und ausatmen Samen setzen
für den geistig himmlischen Garten durch Stille und
Atmen.
In der dunkelsten Nacht

dein Bewusstsein ist ins Jetzt erwacht.
Atme dich frei und spüre, was wirklich ist,
damit du dich selber nie mehr vermisst.
Jetzt ist die Zeit,
das Paradies nicht mehr weit.
Ganzheit,
Heilung und Einheit.
Du bist der Same – der Friedensbaum,
erwecke dein ganzes Potenzial, lebe deinen Traum.
So wie das Licht den Schatten durchbricht,
durchbrechen wir Schicht um Schicht bis zum Seelen-
licht.
Wir setzen Samen für den Frieden im Innern.
Mögest du dich stets an dein leichtvolles Sein erinnern
in deinem Herzen möge der Friede tief in dir wohnen
und der wahre Reichtum des Himmels thronen
Seelenfrieden – ankommen Zuhaus,'
Freiheit, Stärke und Liebe machen dich aus.
Meine Stimme begleitet dich zurück zu dir
in die Zeitqualität des Jetzt und Hier.
Ich setze meine Stimme ein für alle Kinder dieser Welt,
Freude sollen sie fühlen und leuchten wie Sterne am
Himmelszelt.

4. Von der hohen Kunst des Unkrautjätens in der Tiefe

Unser Atem ist unser Königsweg ins Jetzt. Atmung ist das langsame Ausatmen der Vergangenheit und das tiefe Einatmen der Gegenwart, damit uns die Luft in Zukunft nicht ausgeht.

Bäume sind die Lunge der Erde: Ohne Atem kein Leben, ohne Leben kein Atmen.

Wir kommen nur wenige Minuten ohne Sauerstoff aus. Täglich versorgen bis zu 20.000 Atemzüge den menschlichen Körper mit wertvollem Sauerstoff.[9] Die Art und Weise, wie wir atmen, ist eng mit unserer Gesundheit verbunden. Schauen wir hin, sehen unsere *Lungenflügel wie ein umgekehrter Baum* aus. *Wir atmen ein was Bäume ausatmen* und sie atmen ein was wir ausatmen.

Unser Atem ist unser Unkrautstecher.

Unser bewusstes Atmen kann unseren Geist und unseren Körper heilen. Unser Atmen (das Wort *Atman* bedeutet »Seele«) ist unser Hauptwerkzeug, es ist unser Wurzel- und Unkrautstecher, um uns in unserem geistigen Garten frei von unliebsamen Pflanzen und von Unkraut zu machen, von Gedanken und Gefühlen, die wir in der Vergangenheit bewusst oder unbewusst mit unserer Aufmerksamkeit haben gedeihen lassen und die Wurzeln in uns geschlagen haben.

Entschleunigen wir unseren Atem, entschleunigen wir unseren Geist. Durch das Beobachten unseres Atemflusses und durch tiefe, bewusste Atemzüge lenken wir unsere Aufmerksamkeit wieder zu uns in unseren Körper zurück. Der Geist

9 Vgl. https://www.herzstiftung.de/system/files/2020-05/HB0118-zahlen-fakten-atemwege-lunge.pdf. Abruf: 04.09.2022

wird stiller, unser Herz ruhiger. Durch tiefe bewusste Atemzüge kommt unser Gedankenstrom immer mehr zur Ruhe bringt uns wieder in den Atemfluss des Lebens. Friede fließt. Tief einatmen, tief ausatmen, lächeln. Wiederholen. Sich so oft es geht des Atems bewusstwerden.

Atem ist Leben. Leben ist Atem. Der Atem ist der Königsweg ins Jetzt. Die Luft kommt und geht – ein- und ausatmen – wie Wellen der Meeresbrandung. Der Wechsel geschieht von alleine – nicht *ich* atme, *es* atmet *mich*.[10] Ein Moment der Stille, in jedem Atemzug enthalten. Atmen, bis Frieden fließt. Ob im Sitzen oder liegend, die Wirbelsäule ist stets gerade, wir atmen über unsere Nase tief in den Bauchraum ein und deutlich länger über den Mund wieder aus, beobachten unsere Gedanken, beobachten unsere Gefühle, fühlen sie aus, bis aus Schwere Leichtigkeit wird. Wir brauchen nur unser *Atem-Jäte-Werkzeug* für unsere Gedankenhygiene und Geistespflege täglich einzusetzen. Denn Unkraut vergeht nicht, nicht von alleine. Ein gesundes Leben beginnt mit einem bewussten Atem. Wer Frieden in sich selbst finden möchte, darf nicht außerhalb seines Atems danach suchen.

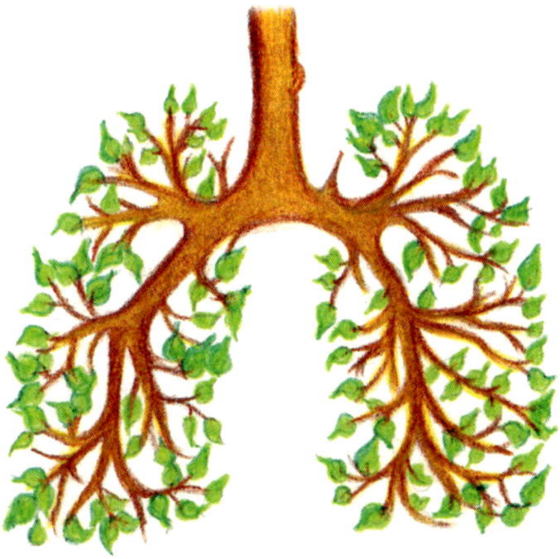

Wissenschaftliche Studien zeigen, dass *die richtige Atmung*

10 Wortspiel von Ramona Veda.

bei gesundheitlichen Problemen wie Angstzuständen, depressiven Symptomen und Herzproblemen viel bewirken kann. Durch bewusste Atemzüge entladen wir unseren Verstand und lösen uns dabei von Gefühlen, Gedanken und von Umständen, die wir nicht sind. Wenn wir unser Gehirn entspannen, hat der Geist Platz, sich in uns auszudehnen. Durch die Stille des Verstandes betreten wir das Feld des Bewusst*seins*: Das Feld des Geiststoffs, der Intuition, des Seins und des Friedens. Wir nehmen unser inneres Kind wieder an die Hand und führen es aus der Trennung in unsere Arme zurück. Durch unsere Hinwendung und liebevolle Hingabe sowie Annahme unseres inneren Kindes können wir Heilung und Bewegung in unsere Selbstbeziehung und dadurch erst in alle anderen Beziehungen bringen. Wenn Beziehungen mit Bewusstsein geflutet werden und herzorientierte Arbeit den Platz einnimmt, fühlen sich die inneren und die physischen Kinder gesehen, gehört und angenommen. Selbst- und Urvertrauen dehnen sich aus, um glückliche Beziehungen leben zu können. Wie weit man in der eigenen Entwicklung und im eigenen Wachstum kommt, hängt immer von uns Selbst, vom eigenen Bewusstsein ab, wie schnell und tief Erkenntnisse in uns einfließen dürfen. Je nachdem, wie stark unwahre Samen in uns gesät, gefestigt werden und wachsen konnten, braucht es Zeit, um entwurzelte Gedanken aufzulockern und wahre Wurzelkeime der Liebe in sich wurzeln und wachsen zu lassen.

Mein Geist ist wie ein Garten: Meine Gedanken sind die Samen. Mit meiner Aufmerksamkeit kann ich Obstbäume und Blumenmeere oder Unkraut wachsen lassen. Es ist mein geistiger Garten Eden. Ich hege und pflege ihn nach der Weisheit meines Herzens. Stille tritt ein, wenn ich zur Ruhe komme: In einer Atmosphäre von Ruhe, Entspannung, Fürsorge und Liebe können sich Kampf und Leiden auflösen. Gemeinsam werden wir das geistige Unkraut jäten, all das, was wir bewusst oder unbewusst in unserem geistigen Garten haben, wachsen lassen.

Unkraut in der Natur wird am besten gejätet, wenn die Erde durch Regen gelockert, gelöst und entspannt ist. Unser geistiger Garten braucht Stille und Ruhe wie die Erde das

Wasser, um gelockert, gelöst und entspannt zu sein, um veraltete Glaubensmuster und Konditionierungen mitsamt der Wurzel ausreißen zu können.

Schneiden wir das Unkraut einfach an der Oberfläche ab, ohne an die Wurzel zu gehen, sprich, ohne zur Ruhe zu kommen, ist das mit einer Symptombekämpfung gleichzusetzen. Das Unkraut wächst bald wieder nach und wir stehen wieder vor einer ähnlichen Probe in unserem Leben.

Für die Nachhaltigkeit ist es wichtig, in der Tiefenmeditation in die Tiefe des inneren Kindes zu gehen, an die wahre Ursache, das Unterbewusstsein zu erheben, um durch Bewusstseinsarbeit die Weiter- und Höherentwicklung, die Heilung und Ganzwerdung des inneren Kindes herbeizuführen. Je tiefer wir atmen und je entspannter wird sind, desto mehr Heilung darf geschehen. Unkraut nimmt den Kulturpflanzen Licht und gesunde Nährstoffe. Niederschwingende Gedanken tun das auch. Sie nehmen uns unser Licht und die Nährstoffe für unsere Seele. Niederschwingende Gedanken machen uns schwach und krank. Wenn wir in jedem Moment, so gut es geht, acht*sam* und wach*sam* sind (Samen für die Unendlichkeit und wache Samen säen) und unsere Gedanken beobachten, ohne sie zu bewerten, sind wir in der Lage, das zu säen, was wir auch gerne wachsen lassen und ernten möchten. Über das Training der Wiederholungen wenden wir unseren Blick immer wieder nach innen, um den hohen Wert unserer Seele zu fühlen. Das regelmäßige Leeren des Geistes für die Des-Identifikation von dem, was wir nicht sind und nie waren, ist w*ich*tig, um wahre Wurzelkeime in uns in der Tiefe zu verankern, um das zu *sein*, was wir schon immer waren. Zu sich kommen, um bei sich zu sein, nach Hause, in den eigenen Körper, in den eigenen Geist, in den eigenen Garten, um mit sich ein Herz und eine Seele zu sein. Ich möchte dich begleiten, auf deinen Körper und auf die Sehnsucht deiner Atmung zu hören, denn in jedem Samen wohnt eine Sehnsucht inne. Die Kunst dabei ist es, deine Aufmerksamkeit und Zuwendung auf dich selbst zu lenken. Auf das, was wir wirklich[11] gemein*sam* pflanzen, pflegen, wachsen und reifen lassen möchten. Durch unseren grünen Daumen stimulieren wir die Heilung des inneren Kindes durch heil*same* Aufmerksamkeit und Zuwendung der geistigen Eltern.

Heilsam = heil = ganz = ganze Samen setzen.

Fühlt sich eine Pflanze gesehen, gehört und geliebt, wächst sie stärker und gesünder. So wie wir. Also lenken wir unsere Aufmerksamkeit durch tiefe und bewusste Atemzüge auf den wichtigsten Menschen in unserem Leben: Auf *uns selbst*! Wir nehmen Kontakt mit unserer inneren Mutter und unserem inneren Vater auf und lassen uns in unser Herz zurückführen, wo es keine Trennung gibt.

11 Veda: »Wirklich« = »Wirke Licht.« (Wortspiel.)

5. Schicht um Schicht zum Seelenlicht

Der Weg in unsere Mitte führt uns durch die Dunkelheit.

Wenn wir einen Film im Kino anschauen, schauen wir auf die Leinwand, unsere Augen blicken nach vorne – der Projektor des Filmes ist hinten. Der Film ist *nicht* wirklich dort auf der Leinwand, es ist eine Projektion von Licht und Schatten. Die Projektion kommt von hinten, aber wir schauen nicht mit unserem Bewusstsein hin und projizieren dadurch unsere Vergangenheit nach außen und nach vorne in eine Zukunft, die keine Zukunft hat.

Gemeinsam entspulen wir den Lebensfilm unserer Vergangenheit und lernen, sie loszulassen und sein zu lassen:

Dies sind alle Samen, die uns von außen eingepflanzt wurden und die wir nicht sind. Wir waren sie nie und werden sie nie sein. Gedanken der Trennung und Gefühle der Spaltung sind nicht unsere wahre Natur. Wir lassen die Angst in eine durch die Vergangenheit auf projizierte Zukunft immer mehr sein und lernen, loszulassen. Damit bewegen wir uns immer mehr aus der Dualität und Projektion heraus.

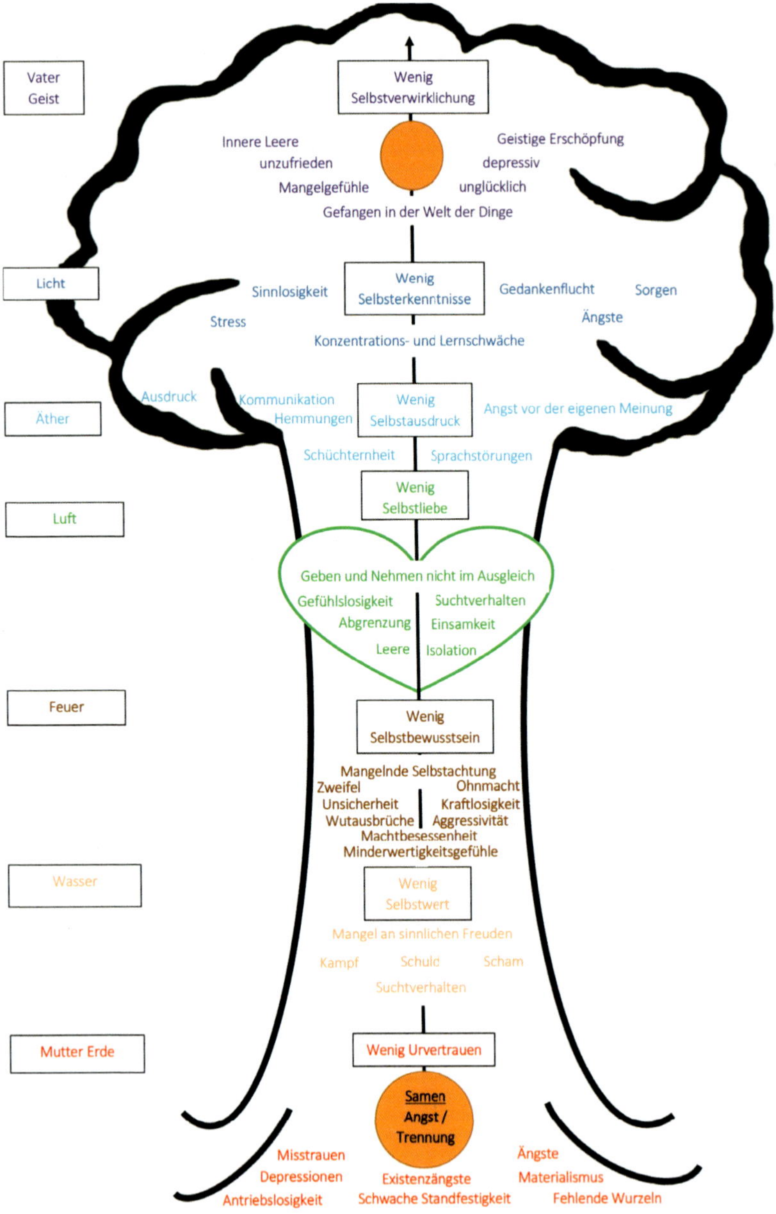
Vater
Geist
Wenig
Selbstverwirklichung
Innere Leere
unzufrieden
Mangelgefühle
Geistige Erschöpfung
depressiv
unglücklich
Gefangen in der Welt der Dinge
Licht
Sinnlosigkeit
Wenig
Selbsterkenntnisse
Gedankenflucht
Sorgen
Stress
Ängste
Konzentrations- und Lernschwäche
Äther
Ausdruck
Kommunikation
Hemmungen
Wenig
Selbstausdruck
Angst vor der eigenen Meinung
Schüchternheit
Sprachstörungen
Luft
Wenig
Selbstliebe
Geben und Nehmen nicht im Ausgleich
Gefühlslosigkeit
Suchtverhalten
Abgrenzung
Einsamkeit
Leere
Isolation
Feuer
Wenig
Selbstbewusstsein
Mangelnde Selbstachtung
Zweifel
Ohnmacht
Unsicherheit
Kraftlosigkeit
Wutausbrüche
Aggressivität
Machtbesessenheit
Minderwertigkeitsgefühle
Wasser
Wenig
Selbstwert
Mangel an sinnlichen Freuden
Kampf
Schuld
Scham
Suchtverhalten
Mutter Erde
Wenig Urvertrauen
Samen
Angst /
Trennung
Misstrauen
Depressionen
Antriebslosigkeit
Existenzängste
Schwache Standfestigkeit
Ängste
Materialismus
Fehlende Wurzeln

Wir spulen unseren Lebensfilm der Gegenwart neu auf:

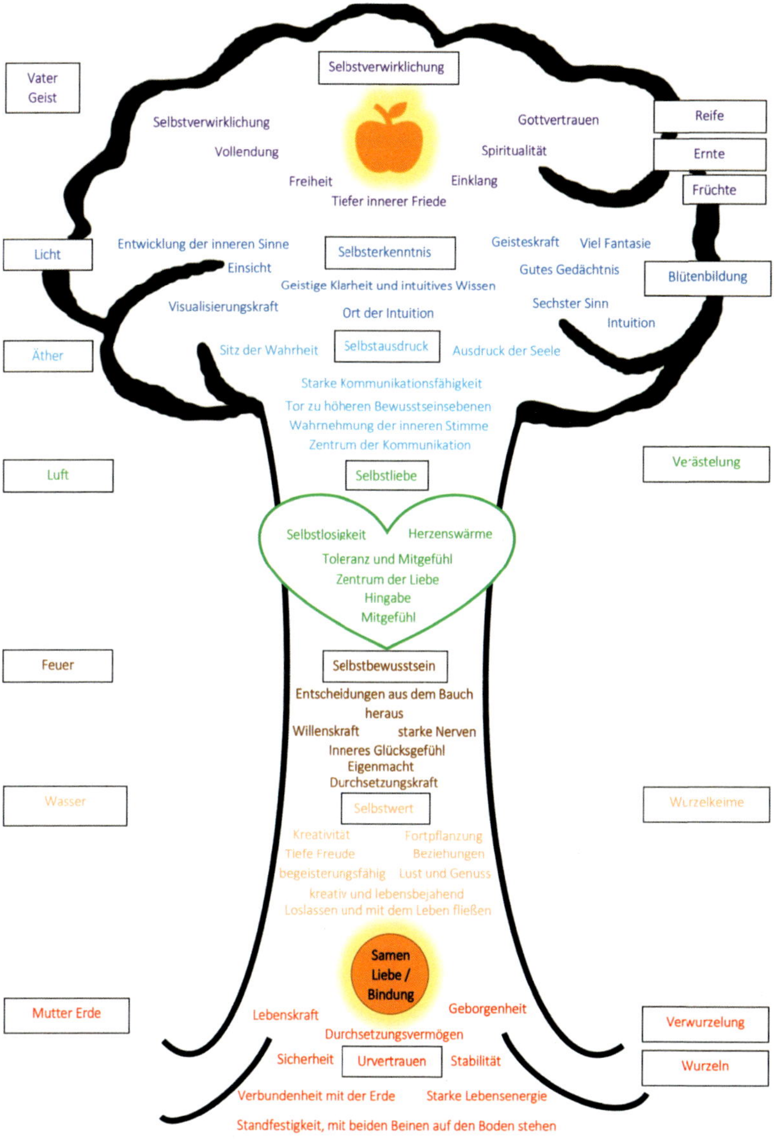

Neu blicken wir nach innen und ziehen ins fünfte Element ein, in den Äther: In den inneren Raum des Bewusstseins. Durch Reflexion und Introspektion (statt Projektion) gewinnen wir an Wachstum und tieferen Selbsterkenntnissen. Damit dehnen wir unser Bewusstsein immer weiter und weiter aus. Wir bewässern mit unserer Aufmerksamkeit den Samen des Urvertrauens und der Liebe. Unser Gehirn kennt den Unterschied zwischen Realität und Visualisierung nicht. Wir haben die Schöpferkraft, unsere Lebensfäden so zu weben, wie wir sie uns erträumen. Lasst uns bewusst träumen!

Ein halber Mensch kann nicht glücklich sein, nur ein ganzer kann das. Gegensätze harmonisch vereinigen: Die heilige Hochzeit

Alles im Kosmos besteht aus anziehenden und abstoßenden Kräften, es ist das Gesetz der Polarität, das Gesetz der Gegensätzlichkeit. Es ist die Verbindung zweier Pole, welches uns in die goldene Mitte führt, in das Gleichgewicht von Schatten und Licht, von männlich und weiblich, Vater Himmel und Mutter Erde, Geist und Materie, Bewusstem und Unbewusstem, Einatmen und Ausatmen. Auch wir sind polare Wesen, so trägt auch jeder von uns – unabhängig von seinem Geschlecht – männliche sowie weibliche Anteile in sich, die sich Gleichgewicht, Balance und Ausgleich wünschen. Ver*einen* wir wieder die gegensätzlichen Pole in uns, gelangen wir in unsere goldene Mitte. Denn: Was nur einseitig gelebt wird, kann nicht ganzheitlich sein! Wir sind in unserer westlichen Kultur zu sehr in unserer männlichen Energie unabhängig von unserem Geschlecht. Wir machen, tun, bewegen, denken und stressen uns rund um die Uhr. Das Stille, das Sein, unsere Intuition – die weibliche Ur-Energie wird viel zu wenig geachtet, gewürdigt und gelebt. Wenn die weibliche Kraft wieder ihren Platz neben der männlichen einnehmen kann, können in jedem von uns die beiden Kräfte im Einklang wirken; die Einheit von Himmel und Erde, von Vater und Mutter. Verbindet sich die intuitive Herzebene mit der rationalen Ebene des Verstandes, entsteht ein tiefer innerer Frieden im Menschen.

Ausgleichsatmung der gegensätzlichen Pole Yin und Yang für die innere Mitte

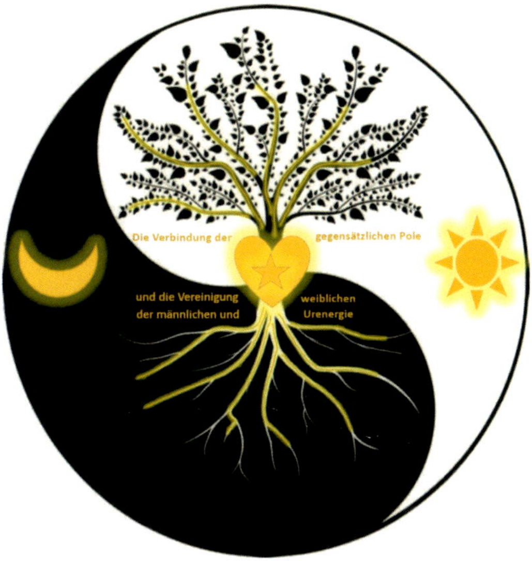
Die Verbindung der
gegensätzlichen Pole
und die Vereinigung
der männlichen und
weiblichen
Urenergie

Leben wir einseitig, sind wir nicht in unserer Mitte, fühlen wir uns nicht ausgeglichen und nicht wohl. Eine zu starke Aktivität von Yin, dem negativen Energiepol, führt daher zu Müdigkeit, Lustlosigkeit und depressiven Verstimmungen. Fließt die Energie zu stark durch Yang, dem positiven Pol, kann das zu Nervosität, Gereiztheit und Schlaflosigkeit führen.

Durch die folgende Atemtechnik können wir einen Ausgleich zwischen den Polen Yin (Mond, weiblich) und Yang (Sonne, männlich) schaffen, um wieder in unserer Mitte zu *sein*.

Mondatmung:

Weiblichkeit ist still und weich wie das Licht des Vollmondes. Leiden wir unter Nervosität, Gereiztheit, Schlaflosigkeit, Herzproblemen oder Unruhe und wünschen wir uns allgemein einen beruhigenden Effekt, dann schaffen wir einen Ausgleich über die kühlende und beruhigende Mondatmung, den negativen Pol. Auch bei Entzündungen, Bluthochdruck, Herzklopfen oder Schmerzen sollte die Mondatmung mehrmals täglich ausgeführt werden.

Den Ausgleich zu unserer Mitte können wir sanft über Yin einleiten: Ich schließe meine Augen und fühle mich wohl. Ich führe die rechte Hand zu meiner Nase und verschließe mein rechtes Nasenloch mit der rechten Daumenkuppe. Ich atme tief und regelmäßig durch das linke Nasenloch bewusst ein und aus. Am Idealsten sind mindestens fünf Minuten.[12]

Sonnenatmung:

Männlichkeit ist kraftvoll und fokussiert wie die Sonnenergie. Bei Müdigkeit, Lustlosigkeit, depressiven Verstimmungen, Erschöpfung, Niedergeschlagenheit und Ängstlichkeit sowie bei niedrigem Blutdruck, Schwindel, Kreislauf und Verdauungsschwäche hilft der Ausgleich über die wärmende und aktivierende Sonnenatmung, den positiven Pol.

Den Ausgleich zu unserer Mitte können wir sanft über Yang einleiten: Ich führe die linke Hand zu meiner Nase und verschließe mein linkes Nasenloch mit der linken Daumenkuppe. Ich atme tief und regelmäßig durch das rechte Nasenloch bewusst ein und aus. Am Idealsten sind mindestens fünf Minuten.

---

12 Vgl. Dahm, Valerie; Feichter, Martina: Atemübungen (18.01.2022). https://www.netdoktor.ch/therapien/atemuebungen/. Abruf: 01.09.2022.

Die reine Seele – Die heilige Familie

Wir tragen alle die Heilige Dreifaltigkeit in uns. Unser innerer Vater sorgt für das Aktive in unserem Leben, unsere innere Mutter hält das Zepter der Schöpferkraft in der Hand, schenkt uns Stille und Geborgenheit und unser inneres Kind trägt die Magie der Freude in sich und führt uns zu unserer wahren Bestimmung. Auch für eine gelungene Erziehung ist eine vertrauensvolle Bindung des Kindes zu Mutter und Vater sehr wichtig.[13] Gesehen, gehört, geliebt: Wer sich selbst finden möchte, darf sich nicht im Außen suchen.

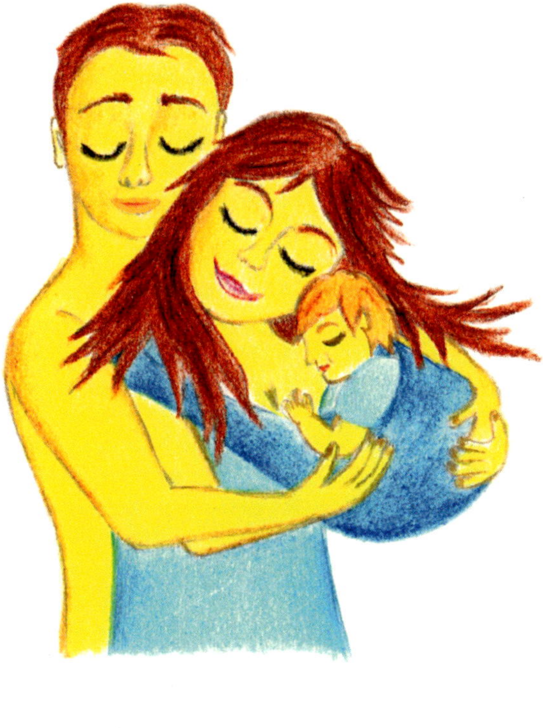

13 Largo: Glückliche Scheidungskinder.

Die Erde trägt mich: Unsere innere Mutter /innere Frau:

Unsere linke Körperseite ist die weibliche Seite und verknüpft mit der rechten Gehirnhälfte, die für Kreativität, Intuition und die Kraft des Mütterlichen steht. Mütter sind einzigartig für ihre Kinder, nicht weil sie sie geboren, sondern weil sie sie während der ersten Lebensphase umfassend betreut haben.[14] Das Weibliche können wir durch folgendes stimulieren:

Das *Sein* genießen – mehr geschehen lassen, mehr fühlen, bewusster ausatmen, mehr entspannen, immer wieder in den Raum der Stille gehen, nach Innen reisen, durch bewusstes Stärken des Urvertrauens und atmen in das Wurzelchakra, durch ein starkes Bonding zu unserer inneren Mutter. Das Intuitive, die Stille, das Annehmende, das Empfangende, das machtvolle Prinzip der Schöpferkraft in uns ist die Mütterliche Kraft, die wir in uns wieder entfachen dürfen, denn das ist unser wahrer Ursprung: Liebe und Urvertrauen, der Anfang alles Seins. Der Samen wird in den Mutterschoß gepflanzt und durch das Bilden von starken Wurzeln sind wir in der Lage, zum Vater-Geist emporzuwachsen. Ohne Wurzeln, keine Krone.

Affirmationen zur Stärkung der inneren Mutter / Frau:

- Ich bin eine großartige Mutter.
- Ich bin Liebe.
- Ich bin Ruhe.
- Ich vertraue meiner mütterlichen Intuition.
- Für meine Familie bin ich wichtig und wertvoll.
- Ich bin eine aufmerksame Mutter.
- Ich habe einen festen Platz in dieser Welt.
- Ich fühle mich geborgen und sicher.
- Die Erde trägt und nährt mich.
- Ich genieße das Leben und vertrauen meiner Mitmenschen.

14 Largo: Glückliche Scheidungskinder.

- Ich kann mich fallenlassen und mich hingeben.
- Ich gebe Kontrolle ab und fließe mit dem Leben.
- Ich bin Ruhe und Frieden.
- Ich fühle mich tief verwurzelt.
- Ich bin mit meinem Körper verbunden.
- Ich fühle mich sicher und geborgen.
- Alles ist da, was gebraucht wird.
- Ich bin ganz und erfüllt.
- Ich genieße die wunderbare Nähe zu meinem inneren Kind.
- Ich schenke mir Zeit.
- Ich bin für mich da.
- Ich achte und liebe mich.
- Ich lasse los und vergebe.
- Tiefe Dankbarkeit durchströmt mich.
- Mein Herz ist erfüllt von Glück.
- Liebevoll lasse ich meine Gefühle da sein.
- Ich wiege mein inneres Kind, bis ich Leichtigkeit verspüre.
- Meine Intuition leitet mich zu meinem höchsten Wohl.
- Ich stehe auf eigenen Beinen.
- Ich nähre meinen Körper mit gesunder Nahrung und mit der Verbindung zur Natur.
- Ich treffe Entscheidungen, die gesund und gut für mich sind.
- Ich vertraue mir selbst.
- Ich liebe das Leben.
- Ich genieße die Kraft der Stille.

Der Himmel hält mich: Unser innerer Vater / Mann:

Unsere rechte Körperseite steht für das Männliche und ist verknüpft mit unserer linken Gehirnhälfte, unserer Logik. Das Männliche können wir durch folgendes stimulieren: Durch das Aktive – das Tun – denken – einatmen – anspannen – Aktivsein – Bewegen – Schritte im Außen gehen – durch Kontrolle – durch das starke Bonding zu unserem inneren Vater. Die geistige Kraft unseres Urvaters schenkt uns den Kampfgeist für unser Vorwärtskommen, das Selbstbewusstsein für unser aktives Handeln. Es ist das Rationelle, unsere Logik, das, was in der heutigen Zeit in unserem Breitengrad einseitig gefördert, gelebt und auch belohnt wird.

Affirmationen für den inneren Vater / Mann:

- Ich begegne meinen Mitmenschen auf Augenhöhe.
- Ich ruhe in mir selbst.
- Ich habe Kraft und Selbstvertrauen.
- Aus der Kraft meiner Mitte strahle ich Mut und Stärke aus.
- Ich habe Kampfgeist und kann mich für mich durchsetzen.
- Ich bin ein großartiger Mann und ein beschützender Vater.
- Ich bin ein aufmerksamer Vater.
- Ich danke für die Liebe zwischen mir und meinem Vater.
- Ich danke für all die schönen Momente mit meiner Familie.
- Ich bin ein guter Vater.
- Ich bin eine stabile Basis für meine Familie.
- Ich kann in meiner Familie sein, was ich bin.
- Ich lebe im Einklang mit mir.
- Ich sage »Ja« zu mir.

- Ich richte mich nach mir selbst aus und bleibe meiner eigenen Würde treu.
- Ich liebe und achte mich und meine Familie.
- Ich lebe in vollkommener Harmonie mit mir selbst und richte all meine Zellen nach Harmonie aus.
- Ich bin dankbar für all das Glück in meinem Leben.
- Ich lasse los und vergebe.
- Liebevoll nehme ich all meine Gefühle an.
- Ich bin stark, weil ich alle Teile in mir akzeptiere.
- Alles ist gut, so wie es ist.

Unser inneres Kind:

Das innere Kind heilt, wenn es sich gesehen, gehört und geliebt fühlt. Das Freudvolle des inneren Kindes vermittelt uns Leichtigkeit und Verspieltheit, welches wir durch die Rückverbindung und Er*inner*ung (der Weg nach innen) immer mehr und mehr ins Bewusstsein rufen und dadurch Heilung (Ganzheit) herbeiführen.

Die Heilung der Dreifaltigkeit bahnt uns den Weg in ein Leben voller Leichtigkeit und Glückseligkeit. In unserer goldenen Mitte, die jeder woanders liegen hat, ist der Ausgleich von Verstand und Herz, von Intuition und Ratio, von Mann *und* Frau. Hier kann die Quelle der Freude des inneren Kindes aus uns sprudeln. Der Ursprung der Liebe der Mutter Erde führt uns zum Licht-Ziel unseres Vaters im Himmel und bringt Heilung des inneren Kindes. Wenn wir es schaffen, die Eigenschaften der weiblichen und männlichen Energie in uns zu vereinen, leben wir sowohl aus unserer Intuition als auch aus unserem Verstand heraus, im gesunden Maß an Kontrolle und Vertrauen. Das innere Kind ist im Fluss des Lebens durch Ausgleich und Gleichgewicht. Es ist ein wundervolles Gefühl in seiner Mitte zu sein. Zu fühlen und zu wissen: »Ich kann jederzeit durch das Betreten des geistigen Raumes der Stille in die Stimmung des Seelenfriedens eintauchen. Stille durch bewusste Atemzüge führt mich immer mehr und mehr zu meinem Seelenkern. In diesem Moment der Stille bin nur ich ganz alleine wichtig. Nichts lenkt mich ab, nichts zieht mich weg. Weder die eine Seite noch die andere Seite. Ich bin eins in mir. Angekommen.«

Affirmationen für das innere Kind:

- Mein inneres Kind ist sicher.
- Ich sorge für mein inneres Kind.
- Ich bin zu Hause angekommen.
- Ich bin genug.
- Ich vertraue meinem inneren Kind und es vertraut mir.
- Ich lebe Zuversicht, Kreativität und Liebe.
- Ich liebe es, meine Gefühle zu fühlen und sie als meine Wegweiser zu sehen.
- Ich bin tief genährt von Mutter Erde.
- Ich fühle Körper, Geist und Seele im Einklang mit mir.
- Ich bin wundervoll und genieße mein Sein.
- Ich liebe es ein guter Freund für mich zu sein.
- Ich bin Friede und Freude.
- Ich bin wertvoll, stark und einzigartig.
- Die unendliche Liebe zu meiner Familie schenkt mir Stärke und Sicherheit.
- Ich bin dankbar für meine Familie.
- Ich öffne mich für die schönen Momente in meiner Familie.
- Ich lasse los.
- Ich atme tief, ruhig und entspannt.
- Ich bin voller Vertrauen.
- Mein inneres Kind fühlt sich gesehen, gehört und geliebt.
- Ich bin glücklich.
- Ich bin dankbar für den heutigen Tag.
- Jeder Atemzug gibt mir neue Lebenskraft.
- Ich wähle bewusst gesunde Gedanken.
- Gesundheit ist mein natürlicher Zustand.

- Mein Herz ist kraftvoll.
- Ich bin ganz.
- Ich spüre Leichtigkeit in mir.
- Ich bin dankbar für mein Leben.
- Ich liebe mich und akzeptiere mich so, wie ich bin.

Was fördert die Freude des getrennten Kindes (physisch oder inneres)?

Guten-Morgen-Ritual

Lächle dein Spiegelbild an und sag laut oder im Geiste: »Ich liebe mich bedingungslos. Ich fühle mich wertvoll. Ich glaube an mich. Ich bin in meiner Eigenmacht.«

Lächle oft.

Lächeln fördert Glück und Zufriedenheit und vermittelt deinem Gehirn Offenheit und Zuversicht.

Sei dankbar, so oft du kannst.

Schreibe morgens gleich nach dem Aufstehen und abends beim Zubettgehen auf, wofür du dankbar bist und was dich glücklich macht. Damit lenkst du deine Aufmerksamkeit am Anfang und am Ende des Tages auf positive Gefühle.

Vergib aus ganzem Herzen

Schreib auf, wer und was dich enttäuscht und verletzt hat, und entscheide dich bewusst dafür, loszulassen. Sprich laut oder im Geiste: »Ich entscheide mich dafür, dir und mir aus ganzem Herzen zu vergeben. Ich bin frei und du bist frei.« Du kannst das Papier verbrennen oder als Papierschiff in den nächsten Bach oder Fluss setzen. Vergeben bedeutet nicht, die Taten des anderen für gut heißen zu müssen. Vergebung bedeutet, dass man nicht länger bereit ist, für die Taten des anderen zu leiden.

Hol dir wöchentlich Blumen.

Und bedanke dich tief bei dir, dass es dich gibt. Du bist so wundervoll.

Sei kreativ.

Kreativität fördert die Entfaltung des (inneren) Kindes und den positiven Aus*druck*. Dadurch wird deine rechte Gehirnhälfte gefördert und Glücksgefühle durch die Balance zu neuem Leben erweckt. Es hilft einem dabei, sich auszudrücken anstatt sich zu unterdrücken.

Kinder lieben es, Äste und Zweige zu sammeln. Beim gemein*samen* Spaziergang im Wald kann mit dem Holz verschiedenes kreiert werden: Von Zauberstäben (Ast wird mit Garn und Stoff eingepackt und Wünsche werden daran festgemacht[15], über Mobiles (Zweige anmalen mit Farbe), Dekorationen zum Aufhängen, Teelichthalter, Weihnachtsbaum als Deko, Fotowand, bis zu Webrahmen. Es erdet, verbindet dich mit der Familie und mit der Kraft der Natur und entschleunigt.

Jugendliche können mit Mama und Papa einen Glücksbringer aus Holz basteln, welchen sie dann immer mit sich tragen, wenn sie außer Haus gehen. Somit werden sie immer liebevoll daran erinnert, dass sie zu jeder Zeit mit ihren Eltern verbunden sind.

---

15 Siehe Bild am Ende des Buches.

Summe.

Summen schenkt dir ein Gefühl der Geborgenheit. Man kann nicht gleichzeitig summen und unglücklich sein. Summe und wiege traurige Gefühle wie ein Kind in die Geborgenheit und Liebe, bis sie sich auflösen.

Tanze dich ins Glück.

Musik und Tanz fördern die Freude! Tanze dich frei, tanze dich glücklich!

Sei die Quelle deines Urvertrauens

Seit Dr. Emoto und seiner Hypothese ist bekannt, dass Wasser positive Einflüsse von Gedanken und Gefühlen aufnehmen und speichern kann.[16] Da wir Menschen auch größtenteils aus Wasser bestehen, können wir mit unseren Gedanken unser eigenes Wohlbefinden sehr stark beeinflussen.

Schreibe auf ein Stück Papier: »Ich glaube an mich und vertraue tief.«

Stelle ein Glas Wasser auf das Papier und wähle intuitiv die Dauer. Trinke dann dein Lebenswasser ganz bewusst und langsam in dich hinein.

Segne dein Essen

Essen kann ein Moment tiefer Verbundenheit und Dankbarkeit sein, wenn du dir dessen bewusst wirst und beginnst, mit allen Sinnen wahrzunehmen. Die innere Haltung von Liebe und Dankbarkeit erhöht das Glücksgefühl in dir und führt zu innerem Frieden. Beginne noch heute damit, dein Essen zu segnen und deine Dankbarkeit und Liebe für die große Mutter Natur zum Ausdruck zu bringen, um deine Energien zu erhöhen oder sie durch innere Harmonie hoch zu halten.

16 Vgl. Emoto, Masaru: Wasserkristalle. Was das Wasser zu sagen hat. KOHA, 2006.

Sag laut oder im Geiste: »Ich segne mein Essen und fühle mich wohl genährt.«

Atme dich in deinen Körper

Atme mehrmals am Tag entlang deiner Wirbelsäule und fühle dabei den Rückhalt, den du dir gibst. Dabei beginnt man während der Einatmungsphase am Beckenboden und schließt am Kopf ab. Bei der Ausatmungsphase genau andersrum, das heißt vom Kopf beginnend zum Beckenboden. Wiederhole diesen Atemzyklus für zwei bis drei Minuten täglich. Es entspannt den Körper sowie den Geist.

Bewege dich und starte jetzt für dich durch!

Die Kraft der Bewegung sollte niemals unterschätzt werden. Es ist unausweichlich, dass du anfängst dich für dich zu bewegen und deinen Weg zu gehen. Du kannst einen roten oder goldenen Faden besorgen und dich für deine Laufmeditation fragen, was du jetzt gerade brauchst, z. B.:

»Ich brauche Urvertrauen.«
»Ich brauche Wertschätzung.«
»Ich brauche Eigenmacht.«
»Ich brauche Selbstliebe.«

Du läufst oder gehst im eigenen Rhythmus los. Vertraue und geh in deinem ureigenen Takt. Du kannst die Macht der Wiederholung nutzen und im Geiste wie ein Mantra sprechen: »Ich habe meinen Lebensfaden wieder fest in der Hand.« Sprich es passend im Rhythmus deiner Schritte. Du gehst für deinen Fortschritt und weißt, was hinter dir liegt, ist vorbei.

An einem schönen Ort kannst du eine Pause einlegen und dir den Faden als Erinnerung an dein linkes Handgelenk binden.

Schreib dich ins Hier und ins Jetzt

Eine gute Methode, um dir deiner unbewussten Gedanken bewusster zu werden und sie auch aus dem Kopf zu befreien, ist das heilsame Schreiben.

Täglich für fünf bis zehn Minuten auf ein leeres Papier alle Gedanken und Gefühle aufschreiben, ohne zu pausieren, befreit deinen Geist und hilft, dich wieder in den gegenwärtigen Moment zurückzuholen. Du wirst überrascht sein, was sich alles auf dem Papier zeigen wird und an welchen Gedanken du bereits mit dieser Schreibtechnik abnehmen darfst.

Bei regelmäßigem Anwenden führt es zu mehr Bewusst*sein und dich in deine Eigenmacht zur*ück.

Sei für dich da.

Schenke dir Fürsorge, Nähe und Zuwendung. Sei dir eine gute Freundin und ein guter Freund. Nimm dir Zeit für dich. Sorge für dich in Liebe. Sorge dich um deinen Körper mit gutem Essen, einem Lavendel-Bad, einem schönen Spaziergang in der Natur. Sorge aber auch für dein geistiges und seelisches Wohlbefinden. Schenke dir Geborgenheit und Zuwendung, indem du liebevoll im Geiste mit dir kommunizierst und alles tust, um dich wertvoll zu fühlen, auch wenn es im Außen nicht immer einfach ist. Sag zu dir: »Ich bin wundervoll und wertvoll. Ich gebe jeden Tag mein Bestes.« Entwickle Kampfgeist, kämpfe, damit keine niederen Gedanken in dir Wurzeln schlagen können.

Entspanne dich.

Weniger Stress, mehr Stille. Schenke dir immer wieder Momente der Stille und des tiefen Ein- und Ausatmens. Komm einfach immer wieder zu dir zurück durch die Stille der Gedanken.

Sing in der Badewanne (oder Dusche).

Das fördert die rechte Gehirnhälfte und bringt dich immer mehr und mehr in deine Balance.

Gute-Nacht-Ritual

Atme tief ein und beim Ausatmen lässt du vom Tag alles los, was dich heute belastet hat. Zähle dabei: Einatmen auf vier, Ausatmen auf acht. Das Ausatmen ist doppelt so lang.

Stell dir dabei vor, wie du in Rosenblätter gebettet im Bett liegst. Du kannst dabei auch einen Lavendelspray besorgen und dein Kissen fürs Schlafengehen damit besprühen.

Umarme einen Baum

Suche dir einen für dich besonderen Baum aus, um ihn zu umarmen. Lass dich in die entspannende Heilkraft des Waldbadens hineinfallen. Beobachte, wie dein Herz ruhiger schlägt. Nimm wahr, wie der Wind und die Sonnenstrahlen deinen Kopf freimachen und du frische Lebensenergie tanken kannst. Atme sanft in deinen Bauch ein und aus und beobachte, wie dein Bauch sich hebt und senkt. Stell dir vor, wie mit jedem Atemzug in die räumliche Mitte deines Bauchraumes deine Eigenmacht immer stärker und stärker wird. Atme ganz ruhig gemeinsam mit deinem Baum und bedanke dich zum Schluss für die neue Lebenskraft, die zu dir fließen durfte.

Positive Affirmationen

Spreche Affirmationen laut oder im Geiste bzw. schreibe sie für dich auf. Hier ein paar Anregungen:

- Frieden beginnt in *mir*.
- Ich bin voller Vertrauen.
- Ich bin von Natur aus auf allen Ebenen gesund.
- Ich bin tiefe Ruhe und Gelassenheit.
- Ich bin innere Freiheit.
- Ich bin mir selbst treu.
- Ich bin aufrichtig und positiv aufgerichtet.
- Ich bin Selbstliebe.
- Ich bin tiefe Vergebung.
- Ich bin tiefe Dankbarkeit.
- Ich bin in Harmonie mit meinem inneren Kind.
- Ich bin dankbar für meine Familie.
- Ich bin geliebt.
- Ich öffne mich für das Gute in meiner Familie.
- Ich habe alles, was ich brauche.
- Ich genieße die wunderbare Nähe zu meinem inneren Kind.
- Ich liebe und achte meine Familie.
- Dankbar nehme ich das an, was ist.
- Dankbar nehme ich alle Lektionen an, die das Leben mich lehrt.
- Ich lebe in Harmonie mit meiner Familie.
- Liebevoll nehme ich all meine Gefühle an, lasse los und vergebe.
- Mein Herz ist erfüllt von Fülle, Dankbarkeit und Glück.

6. Der Baum der Vergangenheit – der goldene Herbst: Das Loslassen der Blätter und das Sterben im Winter

Der Kreislauf des Lebens; das Sterben des Egos für die Auferstehung zum ewigen Leben.

Es ist jetzt.

Die Natur des Menschen ähnelt dem eines Baumes: Auch wir brauchen Wasser, Erde, Luft und Feuer, um zu leben. Beim Menschen kommt noch das fünfte Element, der Äther, dazu, was ihn zu dem *macht*, was er ist: Ein Wesen mit Bewusstsein! Heute blicken wir in den Garten unseres Unterbewusstseins. Voller Hingabe ziehen wir in den Herbst, die Jahreszeit der Veränderung und Wandlungsphase. Wenn die Luft klarer und kühler wird, lassen die Bäume in weiser Voraussicht ihre Blätter fallen, um sich auf seinen Winterschlaf vorzubereiten. Kommt hinzu, dass der Baum die Blätter im Winter nicht mehr mit genügend Wasser versorgen kann und er dadurch verdursten könnte. Alles Überflüssige wird losgelassen. Die Säfte der Pflanzen ziehen sich nach innen und unten zurück. Der goldene Herbst nimmt Einzug, die Blätter gehen wieder zur Erde zurück, der Kreislauf des Lebens schließt sich. So lassen wir heute alten Ballast los wie ein Baum seine Blätter, wenn die Zeit gekommen ist, um nicht an der Schwere unserer eigenen Gedanken und Gefühle zu brechen. Somit überstehen wir unseren persönlichen Winter schadlos. Wir nehmen Abschied von alten, schweren Gedanken, die wir nicht mehr brauchen, um Raum für neue, leichte Gedanken zu schaffen. Wir lassen die Blätter los und der Wind darf sie forttragen. So wie wir unsere Gedanken von unserem Atem wegtragen lassen. Atemzug für Atemzug lassen wir unsere Gedanken vom Hauch unseres Atems mitnehmen. Damit werden schwermütige Gedanken und erdrückende Gefühle in die Lüfte erhoben und der Erde zurückgebracht. Unser Seelen-Feuer wird entfacht und das Wasser in uns kann wieder ruhiger fließen.

Der Wind nimmt mit, was für den Baum zu schwer geworden ist. Wie mein Atem, der all meine Gedanken wegbläst und durch die Lüfte trägt. Atemzug für Atemzug alles, was war und nicht mehr ist.

Danach ziehen wir in den Winter und ziehen unsere Lebenskraft zurück. Wir lassen durch Rückzug und tief gewonnene Erkenntnisse, durch den Baum der Erkenntnis, alles Unwahre am Holz des Kreuzes sterben. Trotz der Dunkelheit und Kälte bleiben wir geradestehen, unsere Gedanken stehen aufrecht wie ein Baum. Stille. Bewusstsein. Selbsterkenntnis. Höher- und Weiterentwicklung, damit der Weg für den Frühling frei wird, wo nach dem Schmerz wahres Leben auferstehen und die Seele wahrhaftig am Baum des ewigen Lebens erblühen kann. Das Licht bricht durch, die Natur erwacht, wird mit Sonnenlicht und Wärme durchflutet und wächst wie meine Herzenskraft.

Im Spätsommer werden durch das Sonnenlicht, die Wärme und die Gnade des Regens die Früchte zur Vollkommenheit reifen. Die Ernte wird kommen: Freude, Glückseligkeit und Seelenfrieden.

Bäume wissen, dass die Stürme des Lebens da sind, um die Wurzeln zu festigen. Sie laufen weder weg, noch greifen sie an. Sie bleiben aufrecht stehen. Mag das Leben noch so schwierig sein, ein Baum hält seine Baumkrone würdevoll hoch, so wie wir unsere Gedanken und Energien hochhalten werden. Schmerz soll uns nicht traurig machen. Schmerz soll uns wacher machen. Werden wir bewusster, schwindet der Schmerz. Es sind die Gedanken, die uns aus dem Paradies vertreiben. Diese Gedanken sollen wir nicht Wurzeln schlagen lassen, sondern im Keime ersticken.

Gefühle = Geh und Fühle, bis aus Schwere Leichtigkeit wird.[17] Durch Weinen fließt Trauer aus unserem Körper und unserem Herz heraus, damit Leichtigkeit einfließen kann. Beginnen wir mit dem Loslassen, denn Kinder, die ihre Vergangenheit geklärt haben, klären auch ihre Zukunft.

Welche Blätter dürfen wir loslassen?

Alle Gedanken und Gefühle, die für uns zu schwer geworden sind und die wir nicht mehr mit uns mittragen möchten.

Mein Körper atmet tief, lang und weit.
Kein Geräusch berührt mich.
Mein Sonnengeflecht ist warm und
mein Körper gelockert, gelöst und entspannt.
Ich liege einfach da – ganz bequem und fühle mich wohl.
Meine Arme sind schwer, ganz schwer.
Meine Beine sind schwer, ganz schwer.
Mein Kopf ist schwer, meine Stirn angenehm kühl.
Mein ganzer Körper ist schwer, ganz schwer.
Weit atmet mein Körper tief ein und aus.
Ich liege ganz entspannt und atme regelmäßig tief ein und aus.
Mein ganzer Körper entspannt sich immer mehr und mehr.
Ich lasse mich hineinfallen in eine ganz tiefe Entspannung.
Ich bin ruhig, ganz ruhig.
Ich bin entspannt, so entspannt.
Es ist ruhig, ganz ruhig.
Ruhe und Gelassenheit fließen durch meinen Körper – durch meinen Körper.
Ich bin versorgt
und in meinem geschützten Raum.
Ich weiß, ich bin geliebt, sehr geliebt.

17 Veda: »Gefühle« = »Geh und fühle.« (Wortspiel.)

Ich weiß, ich kann mich auf mich verlassen.
Alle Seelenanteile sind in mir.
Bei jedem Atemzug lasse ich mich hineinsinken
in eine tiefe, geborgene heilende Entspannung.
In eine ganz tiefe Entspannung, tief in die Mutter Erde hinein.
In die Tiefe in mir, die mir erlaubt, für mich da zu sein,
ganz alleine für mich.
Es atmet mich.
Ich bin rundum geschützt und beschützt.
Genau hier bin ich zu Hause, in meinem Frieden und in meiner Ruhe.
Nichts kann mir je geschehen, ich bin im Schutz des Höchsten.
Ich liebe meine Entspannung und fühle mich unendlich wohl.
Ich bin eins mit mir selbst und atme und atme für mein Leben.
Ich bin der Windhauch, der weht für mich in jedem Augenblick
und atme mein Herz in die Sanftmut meiner Leichtigkeit.
Ich empfinde die Leichtigkeit des Seins und genieße meine Reise
für mein Licht, für meine grenzenlose Liebe, für meine Heilung.
Ich lasse los …

Für das Loslassen führen wir folgende Übung durch:

Atme tief über die Nase in den Bauchraum ein und deutlich langsamer über den Mund wieder aus, stelle dir vor, wie die Blätter des jeweiligen Problems von dir abfallen. Sage dabei laut oder im Geiste: »*Ich atme tief ein und lasse beim Ausatmen alle Blätter meiner Probleme los.*« Siehe vor dir, wie sich jedes Problem von dir loslöst und du nur die damit positiv verbundenen Gedanken und Gefühle aufnimmst. Atme noch einmal tief ein und aus und wiederhole laut oder im Geiste die Worte: »*Ich atme ein und lasse beim Ausatmen alles los, was nicht Friede ist. Das Leben ist für mich da und schenkt mir tiefe Freude. Alles, was mich belastet, geht jetzt.*«

Blätter der Angst

Trennungskinder leiden unter starken Ängsten. Das erste prägende Konzept, das ihnen im Leben vorgemacht wird, das Zusammensein der Eltern, ist nicht mehr präsent, was bei ihnen das Gefühl von Unsicherheit auslöst, welches dann zu Ängsten, vor allem Verlustängsten, führt. Angst entsteht im Geist und nährt sich von trennenden Gedanken, von Verlust- und Angriffsgedanken, die innere Konflikte aus Mangel an Liebe, Verbundenheit, Vergebung, Vertrauen und Glauben auslösen.

Ein Elternteil ist gegangen. Ein wichtiger Grundpfeiler im kindlichen Dasein fällt weg. Das kann tiefgreifende Verlustängste auslösen, das Ur- sowie Selbstvertrauen des Kindes stark erschüttern und seine Bindungsentwicklung nachhaltig hemmen. Vor allem Kinder zwischen sechs und zwölf Jahren haben personalisierte Beziehungen, bei denen jeder Verlust sehr bewusst wahrgenommen wird. Die Bindung zu den Eltern ist noch unabdingbar und deswegen löst jede Form des Verlassenwerdens Verlustängste aus.[18]

Besonders ungeliebt können sich Kinder auch fühlen, wenn ihre Eltern Kinder mit neuen Partnern bekommen. Oft übertragen sie dann nämlich auf sich selbst, dass sie nicht mehr gut genug sind, denn sie beziehen sich auf den verlassenen Elternteil. Sprich, wenn zum Beispiel die Mutter und ihr neuer Freund ein Baby bekommen, kann das ältere Kind sich für wertlos halten, denn immerhin wurde der Vater ersetzt – und nun anscheinend auch das Kind selbst.

Wie Scheidungseltern dem entgegenwirken können: Mama

---

18 Largo, Remo; Czernin, Monika: Glückliche Scheidungskinder. Was Kinder nach der Trennung brauchen. 4. Auflage. Piper, 2018.

und Papa können durch pünktliches Erscheinen und Abholen, Verlässlichkeit, dem Einhalten ihrer Versprechen und klarer Regeln bei der Übergabe dem Kind ein Gefühl von Sicherheit vermitteln. Zudem können Mama und Papa dem Kind durch liebevolle Hingabe und Integration in Änderungen, wie etwa die Sorge um ein Halbgeschwisterchen, zeigen, dass es noch immer geliebt und niemals zu ersetzen ist.

Sage laut oder im Geiste zu dir selbst: »*Ich atme Urvertrauen, Verständnis, Selbstliebe und die Anbindung an mich ein und lasse beim Ausatmen alle Blätter meiner tiefsitzenden Ängste und Verlustangst los. Ich liebe mich selbst, habe tiefes Vertrauen ins Leben und fühle mich verstanden.*«

Blätter der Vergeltung

Trennungskinder können einerseits starke Selbstaufopferung leben und im Gegenzug als Reaktion auf erfahrenes Unrecht andere angreifen, weil sie sich Vergeltung für ihr ungelöstes Leid wünschen. Die unbewusste Botschaft der Rache ist weitreichend und verursacht viel eigenes und fremdes Leid. Scheidungskinder können sich je nach Alter und Wesen auch noch nicht von ihren Eltern abgrenzen, die Rachegefühle gegenüber dem Partner hegen. Dadurch übernehmen sie die Vergeltungsgefühle ihrer Eltern.

Wie Scheidungseltern dem entgegenwirken können: Mama und Papa sollten Wut- und Rachegefühle mit einer neutralen, außenstehenden Person reflektieren und nicht vor dem Kind zum Ausdruck bringen.

Sage laut oder im Geiste zu dir selbst: »*Ich atme Selbstannahme und Vergebung tief in mich ein und lasse beim Ausatmen alle Blätter der Vergeltungsgefühle, Rachegefühle und Angriffsgedanken los. Ich vergebe mir und meinen Eltern und nehme mich selbst an.*«

Blätter der inneren Zerrissenheit und Loyalitätskonflikte

Kinder stehen oftmals zwischen den Fronten im Kampf der Eltern und haben das Gefühl, sich für einen von beiden entscheiden zu müssen. Daraus entsteht ein ungesunder Loyalitätskonflikt, eine Art Spaltung: Man spaltet ja auch keinen Baumstamm, wenn man einen Baum wachsen lassen möchte. Besonders bei Kindern im Alter von dreizehn bis zwanzig Jahren können pubertäre Krisen durch die Trennung verstärkt werden und zu Loyalitätskonflikten führen.[19]

Wie Scheidungseltern dem entgegenwirken können: Mama und Papa sollten darauf verzichten, sich gegenseitig niederzumachen und die Elternschaft im Sinne des Kindeswohls der ehemaligen Partnerschaft überordnen. Denn Elternschaft ist eine lebenslange Aufgabe, die trotz der partnerschaftlichen Trennung fortbesteht.

Sage laut oder im Geiste zu dir selbst: »*Ich atme Ganzheit ein und lasse beim Ausatmen alle Blätter der inneren Zerrissenheit los. Ich fühle mich ganz und bin eins mit mir.*«

Blätter des Ballasts

Unsere Persönlichkeit kann nicht unsere Seele werden und die Erwartungen anderer nicht unsere Wahrheit sein. Wahrheit kann nicht erlangt werden, sie ist schon da. Wir müssen nur die Lügen abstreifen, die Bürde, die Last, die so schwer zu tragen ist. Ein Kind kann die Beziehung der Eltern als eine solche Lüge empfinden. Die Tatsache, dass Papa zum Beispiel eine andere Frau nach Hause bringt, die nicht Mama ist, sie aber so selbstverständlich küsst und umarmt wie er es sonst nur mit Mama getan hat, kann das Kind belasten. Es versteht nicht unbedingt, warum diese Entscheidung getroffen wurde und möchte den alten Status Quo wiederhaben.
Wie Scheidungseltern dem entgegenwirken können: Mama

19 Vgl. Largo: Glückliche Scheidungskinder.

und Papa sollten zuerst eine stabile Beziehung zum neuen Partner aufbauen und das Ganze langsam angehen. Der neue Partner sollte sich nicht in Erziehungsfragen einmischen und zum Wohle des Kindes nur in zumutbaren Schritten in die Kernfamilie integriert werden.

Sage laut oder im Geiste zu dir selbst: »*Ich atme Leichtigkeit und das Recht auf Richtigkeit tief in mich ein und lasse beim Ausatmen alle Blätter des Ballasts und der Last los. Ich fühle mich leicht und richtig so, wie ich bin.*«

Blätter der Schuld

Trennungskinder fühlen sich oft für das Scheitern des Familienglücks schuldig, zumal Kinder alles auf sich beziehen. Sie fühlen sich verantwortlich für die Konflikte, für die Disharmonie und letztendlich für die Trennung zwischen den Eltern. Schuld lastet ein Leben lang schwer auf ihren Schultern. Eltern geben unbewusst (manchmal auch bewusst) den Kindern die Schuld. Sie sind nicht in der Lage, bei sich selbst zu suchen. Sie können ihre Schuld nicht länger tragen und geben die Last an ihre Kinder ab. Mit Schuld lässt sich's schwer gut leben.

Wie Scheidungseltern dem entgegenwirken können: Es ist wichtig, dass Mama und Papa die Schuldgefühle bei den Kindern abbauen, indem sie das Kind sanft darauf ansprechen und zu 100 % die Verantwortung für die Trennung übernehmen.

Sage laut oder im Geiste zu dir selbst: »*Ich atme Vergebung und Unschuld tief in mich ein und lasse beim Ausatmen alle Blätter der Schuldgefühle und der Schuld los. Ich bin unschuldig, frei und habe ein reines Gewissen.*«

Blätter der Erwartungen, der Kontrolle und des Zwangs

Scheidungskinder tragen oft unerfüllte Bedürfnisse in sich. Allzu leicht kommen sie in eine Erwartungshaltung, dass jemand anderes ihre Erwartungen erfüllen und sie glücklich machen soll. Gefühle von Unzufriedenheit, Unzulänglichkeit und Perfektionismus können Begleiterscheinung sein.

Scheidungskinder neigen dazu, alles kontrollieren zu wollen, um sich vor weiteren Verletzungen zu schützen. Diese Kontrollmechanismen führen zu mehr Schmerz und Kummer. Kinder mit einem solchen Kontrollzwang sind ihren Mitschülern gegenüber zum Beispiel bestimmender und können ausrasten, wenn sie nicht bekommen, was sie wollen. Diese bestimmende Art äußert sich oft auch in den partnerschaftlichen Beziehungen von Jugendlichen, indem sie sich als dominant und sogenannte Kontrollfreaks darstellen.

Wie Scheidungseltern dem entgegenwirken können: Mama und Papa sollten das Kind in Entscheidungen mit einbeziehen und nicht über seinem Kopf hinweg bestimmen. Dadurch werden der Selbstwert und die Selbstachtung des Kindes gestärkt.

Sage laut oder im Geiste zu dir selbst: *»Ich atme Zuversicht, Freiheit, tiefes Vertrauen und Öffnung in mich ein und lasse beim Ausatmen Blätter der Kontrolle und der Erwartungen im Außen los. Ich öffne mich dem Leben und blicke zuversichtlich in meine strahlende Zukunft.«*

Blätter der Traurigkeit

Trauer ist ein großes Thema. Meist leidet ein Elternteil stärker unter der Trennung. Das Kind ist seelisch an die Eltern gebunden und oftmals nicht in der Lage, sich innerlich klar abzugrenzen. Es übernimmt die Trauer der Eltern. Hinzu kommt die eigene Trauer des inneren Kindes hinzu, in der Not weder gesehen oder gehört noch geliebt geworden zu sein. Meist fühlt sich das Kind auch für die Trennung der Eltern schuldig und empfindet dadurch eine Hoffnungslosigkeit, die zu einer tiefen Trauer führt.

Wie Scheidungseltern dem entgegenwirken können: Mama und Papa sollten für das Kind da sein, auch wenn es ihnen selbst schlecht geht. Das Kind darf auch in größter Eigennot bewusst mit Zuwendung und Geborgenheit versorgt werden.

Sage laut oder im Geiste zu dir selbst: *»Ich atme Freude tief in mich ein und lasse beim Ausatmen Blätter der Trauer los. Ich fühle tiefe Freude in mir.«*

Blätter der Einsamkeit und Isolation

Oft wollen Kinder nicht, dass die Eltern sich trennen. Wenn diese es doch tun, fühlt sich das Kind übergangen, denn besonders junge Kinder glauben, ein Mitbestimmungsrecht zu haben. Wenn dieses dann von den Eltern nicht wahrgenommen wird, fühlt sich das Kind nicht ernst genommen und übergangen, was zum Gefühl der Einsamkeit führt. Das innere Kind fühlt sich einsam, getrennt. Durch die Scheidung fällt es den Kindern schwer, eigene Entscheidungen zu treffen. Sie sind unsicher, fühlen sich einsam und verlassen.

In unserer westlichen Kultur ist Weinen ein Zeichen der Schwäche. Kindern und vor allem Jungs werden dazu erzogen, heilsame Tränen zu unterdrücken und unliebsame Gefühle wegzusperren. Die Isolation unterkühlt, macht das Herz starr und kalt. Wir werden unglücklich, weil wir hart mit uns selbst werden. Tränen helfen uns, uns zu reinigen und Schmerzen aus dem Körper auszuspülen, sanft und liebevoll mit uns selbst zu sein und Erfahrungen heilen zu lassen.

Wie Scheidungseltern dem entgegenwirken können: Mama und Papa sollten so viel Zeit wie möglich mit dem Kind verbringen und ihm ungeteilte Aufmerksamkeit schenken. Auch dürfen sie ihm altersgerechte Entscheidungen überlassen.

Sage laut oder im Geiste zu dir selbst: *»Ich atme wärmende Liebe, Sonnenkraft und All-Eins-Sein in mich ein und lasse beim Ausatmen Blätter der Einsamkeit und der Gefühlskälte los. Ich fühle die wärmende Kraft meines Herzens.«*

Blätter der Wut und des Selbsthasses

Auf die Trauer legt sich oft eine weitere Schicht: Wut. Eltern, die in größter seelischer und / oder finanzieller Not ihre Kinder versorgt haben, konnten ihnen das Gefühl des Geliebtwerdens nicht mehr vermitteln. Die nötige Aufmerksamkeit des Gesehenwerdens für ein gesundes Selbstwertgefühl fällt weg. Wut kann als Hilfeschrei eine Antwort darauf sein. Was sah man, was einen hassen ließ? Wut darf in Mut gewandelt werden.

Wie Scheidungseltern dem entgegenwirken können: Mama und Papa können sich bewusst und fürsorglich um die seelischen und körperlichen Bedürfnisse des Kindes kümmern.

Sage laut oder im Geiste zu dir selbst: *»Ich atme Sanftmut und Selbstliebe tief in mich ein und lasse beim Ausatmen Blätter des Selbsthasses und der Wut in mir los. Ich bin sanftmütig zu mir selbst und gehe mutig meinen Weg.«*

Blätter der Zweifel

Sei eins mit dir – nicht zweigeteilt. Sei klar in deiner Selbstliebe. In deinem Urvertrauen. In dir. Scheidungskinder haben oft Mühe, sich entscheiden zu können. Sie fühlen sich unsicher und hilflos.

Wie Scheidungseltern dem entgegenwirken können: Mama und Papa können das Kind unterstützen, indem sie es täglich einmal bewusst loben, auf Vergleiche verzichten und für ein gesundes Selbstbewusstsein sorgen.

Sage laut oder im Geiste zu dir selbst: *»Ich atme tiefen Glauben in mich ein und lasse beim Ausatmen Blätter der Zweifel los. Ich glaube an mich. Das ist der Schlüssel für mein glückliches Leben.«*

Blätter der Selbstentwertung und Selbstwertprobleme

Scheidungskinder fühlen sich oft durch die Scheidung wertloser als andere. Sie geben sich selbst einen schlechten Wert – oder übernehmen andere Wertesysteme, die nicht mit dem eigenen Herzen kompatibel sind, eine Art Automatismus. Welche Werte möchten die Kinder wirklich leben?

Wie Scheidungseltern dem entgegenwirken können: Mama und Papa dürfen dem Kind das Gefühl geben, wertvoll und wertgeschätzt zu sein. Dies kann zum Beispiel durch ein Loben des Kindes für positive Charaktereigenschaften erfolgen.

Sage laut oder im Geiste zu dir selbst: *»Ich atme meine ureigenen Werte, Vollkommenheit und Wertschätzung tief in mich ein und lasse beim Ausatmen Blätter der Selbstentwertung und meiner Selbstwertprobleme los. Ich fühle mich wertvoll und richte mich nach meinen Werten aus.«*

Blätter der Ohnmacht

Das Gefühl des Ausgeliefertseins begleitet die Kinder sehr stark, weil Scheidungskinder den Situationen zwischen den Eltern ausgeliefert sind. Sie fühlen sich machtlos, haben ihr Zepter abgegeben, haben das Ur-Vertrauen und ihren Selbstwert verloren.

Wie Scheidungseltern dem entgegenwirken können: Mama und Papa können dem Kind durch Routine und Alltag Halt und Sicherheit schenken und somit ein Gefühl der Selbstwirksamkeit vermitteln.

Sage laut oder im Geiste zu dir selbst: *»Ich atme tief ein und lasse beim Ausatmen Blätter der Ohnmacht los. Ich atme Eigenmacht und Selbstermächtigung tief in mich ein und atme das Gefühl ohne Macht zu sein aus. Ich bin mir meiner eigenen Macht bewusst und lebe meine Selbstbestimmung.«*

Blätter der Werturteilung

Trennungskinder übernehmen oft die Geisteshaltung eines Elternteils oder von beiden. Wertende Urteile der Eltern gegenüber dem Ex-Partner übertragen sich auf das Kind und spalten den Geist in Gut und Schlecht. Die Dinge sind weder gut noch schlecht, erst unsere Perspektive entscheidet darüber, wie mit dem Erlebten umgegangen wird. Somit wird den Kindern die Neutralität genommen, die so wichtig für eine gesunde Kindesentwicklung ist.

Wie Scheidungseltern dem entgegenwirken können: Mama und Papa sollten nicht übereinander werten / abwerten, denn obwohl sie ihr Kind lieben, lehnt und wertet sich das Kind letztendlich trotzdem selbst ab, weil es die abgelehnten Elternteile in sich trägt.

Sage laut oder im Geiste zu dir selbst: *»Ich atme Neutralität tief in mich ein und lasse beim Ausatmen alle Blätter der Werturteilung und das Gefühl von wertenden Urteilen los. Ich betrachte die Dinge aus meiner neutralen Perspektive.«*

Blätter des Vergleichs

Aufgrund von Verletzungen im Selbstwert spulen Scheidungskinder sehr schnell ein unbewusstes Programm ab: Sie vergleichen sich mit anderen. Ein solcher Vergleich kann sich auch auf die Situation der Eltern beziehen: Das Kind vergleicht zum Beispiel Mamas neuen Freund mit Papa, das alte Haus, in dem alle gemeinsam gewohnt haben, mit dem neuen, das Benehmen der Eltern vor und nach der Trennung.

Doch dabei wird vergessen, dass die Vergleiche keinen Sinn haben und nur zu Leid führen. Eine Birke ist genauso wertvoll und wundersam wie eine Eiche. Niemals würden sich Bäume untereinander vergleichen. Nur wir Menschen tun das. Jedes Wesen ist unvergleichbar und gleichwertig.

Wie Scheidungseltern dem entgegenwirken können: Mama und Papa sollten sich gezielt um die Bedürfnisse ihrer Kinder kümmern. Dann erleben die Kinder Drittpersonen nicht als Bedrohung und ziehen keine Vergleiche.

Sage laut oder im Geiste zu dir selbst: *»Ich atme Selbstannahme tief in mich ein und lasse beim Ausatmen Blätter des Vergleichs und das Gefühl von Wertlosigkeit oder Überlegenheit los. Ich nehme mich selbst dankend an.«*

Blätter der latenten Unruhe

Im stetigen Kampf der Eltern um Sorgerecht und Haus entfällt das Gefühl des Geborgenseins, der Bindung, der Liebe, der Nestwärme – Seelennahrung geht im Kampf verloren. Solche Kämpfe können sich zum Beispiel im Streit zwischen den Eltern äußern, wenn es um Sorgerechte, nicht kompatible Wertesysteme bezüglich Erziehungsfragen, Wohnsituationen und Spannungen mit neuen Partnern und eventuellen Stiefgeschwistern geht. Eine latente innere Unruhe stellt sich ein. Frieden ernährt. Unruhe verzehrt.

Wie Scheidungseltern dem entgegenwirken können: Mama und Papa sollten den Kindern Gefühle von Ruhe und Geborgenheit vermitteln. Eltern, die bewusst Gerichten aus dem Weg gehen und versuchen, sämtliche Angelegenheiten über Mediation zu regeln, helfen dem Kind, sich nicht aus der Ruhe bringen zu lassen.

Sage laut oder im Geiste zu dir selbst: *»Ich atme Ruhe und Gelassenheit tief in mich ein und lasse beim Ausatmen Blätter der latenten Unruhe und der Nervosität los. Ich atme Gelassenheit in mich ein. Ich bleibe ruhig.«*

Blätter des Drucks

Leistungs- und Zeitdruck ist eine gesellschaftliche Prägung und Konditionierung; wir leben in einer Leistungsgesellschaft. Obendrauf tragen Scheidungskinder zusätzlichen Druck: »Ich *muss* lieb sein, ich *muss* mich für einen Elternteil entscheiden, ich *muss* die neuen Partner akzeptieren.« Ständiges Müssen macht die Seele krank. »Ich *darf* selbst entscheiden, ich *darf* selbst akzeptieren, ich halte mein eigenes goldenes Lichtzepter *selbst* in der Hand.«

Wie Scheidungseltern dem entgegenwirken können: Mama und Papa sollten dem Kind vermitteln, dass es nicht seine Aufgabe ist, sich um die Eltern sorgen zu müssen. Dadurch kann das Kind wieder Kind sein und Leichtigkeit stellt sich wieder ein.

Sage laut oder im Geiste zu dir selbst: *»Ich atme Entspannung und Freiheit tief in mich ein und lasse beim Ausatmen Blätter des Drucks los. Ich atme tief ein und aus und fühle mich entspannt.«*

Es ist ruhig, ganz ruhig. Ruhig, ganz ruhig. Ich atme tief ein und aus. Ich beobachte meinen Atemfluss und nehme tiefe, bewusste lange Atemzüge. Ich fühle in meinen Körper hinein und nehme wahr, beobachte, ohne meine Gedanken und Gefühle zu bewerten. Ich bleibe neutral während ich meine Gedanken beobachte und fühle in mich hinein, bis aus Schwere Leichtigkeit wird.

Ich bin inmitten von einem Kraftort in der Natur
und gehe mit leichten bewussten Schritten
auf einen besonders schönen und kräftigen Baum zu.
Ich fühle den weichen Boden unter meinen Füßen
und fühle mich tief verwurzelt und geerdet
im Wissen, dass ich loslasse und etwas endet.
Ich fasse mit beiden Händen
den starken, kräftigen und mächtigen Baumstamm an.
Ich umarme den Baum und lasse meine Augen geschlossen.
Tiefes Vertrauen durchströmt mich, ich lass es fließen.
Ich fühle mich gehalten, geschützt, geborgen und getragen.
Nichts kann mir je wieder was anhaben.
Dieser prächtige Baum hat starke Wurzeln.
Alle schweren Gedanken dürfen von mir purzeln.
Wurzeln, die tief in die Erde reichen
und mir Halt geben in stürmischen Zeiten.
Loslassen, damit meine Äste unter der Schwere
meiner Konditionierungen im Winter nicht brechen.
Das Unwahre loslassen, um wahre Worte in mir zu sprechen.
Die Vergangenheit darf geh'n, denn in meinem Wesenskern
leuchte ich hell wie ein Stern.
Das Schwere hat gedient, mich gelehrt,
mich zu Erkenntnissen geführt, meinen Blick verändert,
mich in der Tiefe genährt, mein Bewusstsein erhoben.
Mein Schatten ist dadurch ins Licht geflogen.
Ich werde vergeben allen anderen und mir,
damit ich nicht festhalte den Winter und nicht frier.

So oft wissen wir nicht, was wir tun,
weil wir unser Bewusstsein nicht ausdehnen, zu wenig ruh'n.
Ich atme tief ein und lasse meine Vergangenheit sein,
so sein wie es war, war es richtig.
Alles ist gut und war für meine Entwicklung wichtig.
Ich lasse alle Blätter vom Winde mitnehmen
durch die Luft in die Höhe erheben.
Ich lasse los und werde frei, der Wind nimmt mit,
was zu schwer für mich ist.
Lasse Blätter los der Trennung, der Spaltung und der Angst.
Gefühle, in denen ich zu lange ertrank.
Der Wind nimmt mit, streichelt mich,
nimmt sanft die Unwahrheiten zurück,
die auf meiner Seele liegen.
Blätter des Schuldigseins und der Scham verweh'n
die Erde nimmt sie in ihren Schoß hinein.
Ich brauche mich nicht schuldig zu fühlen,
jeder darf Verantwortung für sich übernehmen.
Für ein wahrhaftiges Ich lohnt es sich, da durchzugeh'n,
sein Licht zu halten, die Dunkelheit anzunehmen.
Blätter des Hasses nimmt der Wind mit …
Das stellt mich wieder auf, macht mich fit.
Hass lass' ich los und wähle Mut,
indem ich bewusste Schritte für mich gehe,
und so wird alles wieder gut.
Blätter der Traurigkeit
gehören zur Vergangenheit.
Die ungeweinten Tränen lass ich fließen,
damit im Frühling Knospen der Wahrheit sprießen.
Gefühle sind da, um sie zu fühlen.
Drück ich sie weg, gehen sie nur, um Anlauf zu holen.
Ich reinige mich,
gebe mich bewusst dem Gefühlssturm des Lebens

hin.
Blätter der Angst lasse ich los
zurück in der Mutter Erde Schoß.
Wenn ich Liebe wählen kann, wähle ich nicht Angst.
Blätter der Ohnmacht und der Hoffnungslosigkeit
fallen von mir ab und führen mich zurück in die
Gegenwart.
Blätter der Rache lass ich gehen
und vom Winde weit, weit weg wehen.
Blätter der Wut
wandle ich in Kraft und Mut.
Blätter der Verlustängste tanzen im Wind.
Er nimmt sie mit, das himmlische Kind.
Blätter von Zweifeln lass ich los,
denn das macht mein Licht wieder ganz groß.
Ich zweifle nicht, ich glaube an mich,
denn ich bin wieder eins in mir.
Alles fällt ab, was unwahr war.
Ich fühle tiefe Erleichterung.
Ich lasse im Vertrauen los,
alles zurück in Mutters Schoß.
Gefühle der Stille lassen mein Herz aufatmen
und zurückkommen in meinen eigenen Garten.
Durchflute es mit Ruhe, weil es mir guttue.
Ich atme durch und atme auf, ich vertraue
und gebe mich vertrauensvoll dem rauen Wind hin,
damit er mitnehmen kann, was ich nicht bin.
Und während ich durch die Dunkelheit und Kälte
gehe,
vertraue ich, dass meine Seele wie eine Blume im
Frühling aufblühe
und ich mich irgendwann voller Stärke durchbrechen
werde,
um von Neuem zu beginnen, zu gedeihen, zu er-
blüh'n auf Mutter Erde.
Ich bin gut zu mir, während ich durch die Dunkelheit
geh.

Träume mein Leben, heute bewusst, werde alles für mich geben.
Ich werde mich hüten, wahren und lieben,
ich werde alles für mich selber geben.
Sanfte Flocken, engelsgleich, legen sich langsam auf meine Äste,
die wie unter einer weißen Bettdecke ihren Winterschlaf hält.
Sie möchten mir sagen:
»Niemand geht allein.
Du bist begleitet von guten Mächten in der kältesten Zeit.«
Nach dem Regen kommt die Sonne,
nach dem Winter die Wonne.
Das Ego leeren,
die Seele nähren.
Der Mond nimmt jetzt ab hoch am Himmelszelt,
wenn der Schnee vom Himmel zur Erde fällt.
Loslassen, Trennung, Abschied und Vergänglichkeit.
Reinigung für eine neue Ordnung ist die Zeitqualität.
Die Erde liegt nur scheinbar wie erstarrt da,
sie nimmt sich bloß eine Auszeit jedes Jahr.
Denn wenn die Zeit reif ist, wird der ewige Wandel
der Jahreszeiten sie zu neuem Leben begleiten.
Ich glaube, vertraue und halte mich an meiner Seele fest.
Ich lausche der Stille und weiß in mir:
Der Frühling wird kommen, ich werde aufblüh'n.
Wahrhaftig werde ich aufersteh'n,
mein Herz wird vor Freude erblüh'n.
Ich halte mein Licht in der Dunkelheit,
denn so wie der Samen, in die nasse, dunkle Erde gesetzt,
wachse ich aus der Unterwelt
und aus der Materie dem Sonnenlicht entgegen,
steig immer weiter und weiter den Himmel empor,
bis mein wahres Selbst bricht hervor.

So wie die Samen unter der Schneedecke vom Frühling träumen,
so träumt auch mein Herz vom Sonnenlicht,
lass uns innerlich aufbäumen, wie ein Baum gerade steh'n
sich nicht verbiegen, seinen Seelenweg gehen.
Der Frühling wird kommen, die Sonne aufgehen,
im Neumond den Neuanfang und das Wachstum seh'n.
Ich bin für mich da, wiege mich in Mitgefühl,
höre mir zu, sehe mich, gehe mit Liebe durch die Dunkelheit,
bin bereit, wenn der Frühling kommt,
aufzuerstehen in mein wahres *Sein*, dann bin ich bereit,
weil durch meine eigene Dunkelheit
Erkenntnisse gesammelt, stehen geblieben,
bewusst integriert, im Gleichgewicht.
In der Balance von Schatten und Licht,
denn wenn der Frühling kommt,
ich habe mich nicht geschont,
mir das Jawort gegeben, Wurzeln gebildet,
mich tiefer verwurzelt, mich geborgen und gehalten, mich angenommen.
Das Bonding in mir braucht Nährstoffe der Liebe,
dafür ich das Schönste mir vergebe.
Ich berühre die Wurzeln mit meinen Händen.
Sie wachsen tief in die Mutter Erde
und geben mir tiefsten Halt in meinem Leben.
Meine Zehen und meine Füße sind verbunden
mit den tiefsten Wurzeln meines Kraftbaumes.
Nährstoffe der Liebe durchfluten mich ohne Zeit im stillen Raume.
Urvertrauen wird neu geboren.
Ich fühle mich sehr in mir geborgen.
In Sanftmut trotz der Kälte schaute jemand, dass es mir dennoch geht gut.

Ich bin dankbar für dieses neue Gefühl, die Spaltung
lass ich los
und verbinde mich mit mir.
Der Baum steht da,
er ließ sich nicht verbiegen.
Bin mutig durch meine Dunkelheit,
komme immer mehr zurück in die Gegenwart,
um Liebeskeime in mir zu verwurzeln für einen neuen
Lebensstart,
atme die Fülle der Weisheit stets tief in mich ein,
damit bleibt mein Herz für immer rein.

7. Der Baum der Gegenwart: Seele ist zeitlose Gegenwart

Liebe in Kinder pflanzen, damit Liebe gesät und Frieden geerntet werden kann. Die Reise nach innen (erinnern). Die beste Verwurzelung ist jene in die Tiefe unserer Seele, denn diese Wurzel kann einem nicht weggenommen werden.

Im Psalm 1 heißt es:
Wohl dem Mann, der Freude hat an der Weisung des Herrn. Er ist wie ein Baum, der an Wasserbächen gepflanzt ist, der zur rechten Zeit seine Frucht bringt und dessen Blätter nicht welken.[20]

So wie ein Baum, der nur grünen kann, wenn seine Wurzeln hinabreichen bis ans Wasser, so verhungert und verdurstet auch unsere Seele, wenn sie keine Quelle hat, aus der sie schöpfen kann: Die Quelle des Lebens zur großen Mutter, die weibliche, dunkle, mütterlich-nährende Qualität. Der Baum bietet wie unsere Mutter Schutz, Schatten, ein Dach, Früchte, Nüsse, Beeren zur Nahrung und ist durch seine Wurzeln die Verbindung zum (Frucht-)Wasser der Mutter Erde. Ohne Wurzeln gibt es keine Krone. Ohne Urvertrauen keine Ganzheit. Das w*ich*tigste beim Baum ist das, was man nicht sieht: Das Unsichtbare, die Wurzeln, die Bindung. Die Bindung der Eltern an ihr Kind hat ihre Wurzeln in den eigenen Kindheitserfahrungen und in der Partnerschaft.[21] Es ist das Feld unseres Ursprungs, unsichtbar und dennoch so mächtig. Das physische Leben betreffend ist die Erde die Quelle. Auch unsere Körper (Korb) bestehen aus Erdmaterialien (Erde, Wasser, Feuer, Luft). Auf ganz natürliche Weise bezieht der Baum seinen Halt, seine Kraft, Stabilität und Nahrung aus dieser stabilen Anbindung an die große

20 Psalm 1:3.

21 Largo, Remo; Czernin, Monika: Glückliche Scheidungskinder. Was Kinder nach der Trennung brauchen. 4. Auflage. Piper, 2018.

Mutter Erde. Die Mutter gibt uns ihr Fruchtwasser, ihre Muttermilch, ihre Liebe, Nährstoffe für unseren Körper und unsere Seele. Sie stillt uns. Stille ist der Nährstoff für die Seele. Durch eine gute Versorgung der Grundbedürfnisse erlangt der Baum starke Wurzeln und ist dadurch jedem Sturm gewachsen.

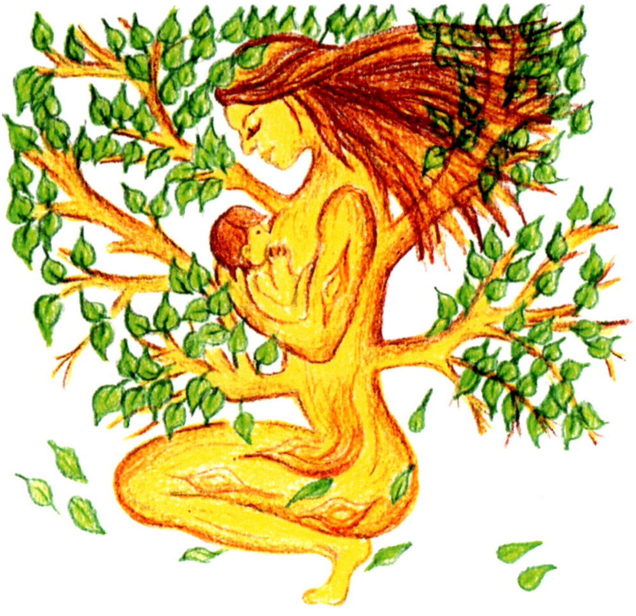

Für die folgenden Übungen

Im Folgenden werden Trance-Healings angewandt. Diese werden in der Reihenfolge der jeweiligen Chakren von unten nach oben durchgeführt und folgen alle dem gleichen Schema: Zunächst werden Gegenstände bereitgelegt, die mit dem jeweiligen Chakra in Verbindungstehen, zum Beispiel ätherische Öle,[22] Steine[23] oder Tücher in der jeweiligen Farbe des Chakras. Anschließend wird als Vorbereitung für die bestehende Trance folgende Entspannungsübung durchgeführt:

Ich stelle mir geistig vor, wie ich meine Haut liebevoll mit dem ätherischen Öl einsalbe, oder tue es tatsächlich. Alternativ rieche ich an dem Öl. Ich genieße die wohltuende Berührung meiner selbst und den wohlriechenden Duft des ätherischen Öls. Ich nehme mir Zeit dafür.

Ich schließe meine Augen. Ich atme tief bis in mein Chakra ein und aus. Mein Körper ist gelockert, gelöst und entspannt. Kein Geräusch berührt mich. Ich lasse mich in die Tiefe hinabsinken. Ich atme regelmäßig tief ein und aus. Es ist ruhig, ganz ruhig.

Ich lege meine Hände auf den Körperteil, der das Chakra beherbergt. Beim Einatmen stelle ich mir vor, wie ich Lebensenergie durch die Atmung aufnehmen kann. Während der tiefen Ausatmung lasse ich die Energie in mein Chakra hinabfließen.

Ich stelle mir dabei vor, wie ich einen passenden Edelstein auf meinen Körper lege und wie ein warmer Lichtstrahl in der Farbe des Chakras aus meinen Händen in dieses fließt. Seine Eigenschaften durchfluten meinen ganzen Körper.

---

22 Bitte beachten: Ätherische Öle dürfen niemals an Schleimhäute geraten oder pur auf die Haut aufgetragen werden, da diese Reizungen und allergische Reaktionen auslösen können. Es empfiehlt sich, wenige Tropfen des jeweiligen Öls auf einen Esslöffel neutral riechendem Trägeröl (zum Beispiel Mandelöl, Sonnenblumenöl oder Jojobaöl) zu träufeln und dies dann aufzutragen. Zuvor sollte mit einem Arzt abgeklärt werden, ob eventuelle Allergien bestehen.

23 Hier können entweder Halbedelsteine genommen werden oder, noch besser, bei einem Spaziergang selbst gesammelte Steine, die anschließend in der passenden Farbe bemalt werden können. Gerade für Kinder ist dies eine schöne Idee und hilft, eine bessere Verbindung mit der Natur zu schaffen.

Anschließend folgt ein längerer Meditationstext. Wann immer dieser Abschnitt endet, sage laut oder in Gedanken: »Alle Seelenanteile sind in mir. Bin angekommen im Jetzt und Hier.«

8. Liebe deine Wurzeln, wurzle in Liebe – Liebe, die auf das Vertrauen und die Aufrichtigkeit in sich selbst wurzelt, wächst ein Leben lang.

Die Macht unserer Wurzelkrone – die Anbindung an die Quelle der großen Mutter – die Urverbindung. Die Kraft des Baumes hängt davon ab, wie gut er im Erdboden mit Mutter Erde verwurzelt ist und wie stark seine Standfestigkeit ist, wie fest sein Stand des Ur-Vertrauens in seine innere Mutter ist. Seine Wurzeln zu lieben, sie zu ehren und zu achten, mutig in die Tiefe zu wachsen, gibt uns die Lebensenergie, um uns den Weg ins Sonnenlicht zu bahnen. So groß wie die Baumkrone eines Baumes ist, so groß ist die Wurzelkrone in der Erde. Diese Verbindung und Verwurzelung zu unserem Ursprung brauchen wir, um stark zu sein und unser Vertrauen in der Dunkelheit halten zu können. Die Wurzeln tragen und stützen den Stamm und die Krone des Baumes. Die Wurzeln geben Festigkeit und Halt. Sie ziehen die Lebenskraft aus der heiligen Erde, saugen das Wasser und die Nährstoffe ein und senden es bis zum kleinsten Ast hinauf zur Krone. Die Wurzeln leiten das Lebenswasser von unten nach oben zur Krone: Ohne Wurzeln, keine Krone. Wer starke Wurzeln hat, braucht keinen Sturm zu fürchten.

Bindung, wenn sie anfängt zu wurzeln, ist ein unaufhaltsamer Baum der bedingungslosen Liebe.

Herzwurzeln bilden

Auch wenn die Eltern getrennt sind, sollen sie ihrem Kind weiterhin eine gute Stütze sein. Mit Hilfe des Wurzelchakras kann es langsam lernen, auf eigenen Füßen zu stehen, mit dem Wissen, dass die Eltern noch immer da sind. Das Urvertrauen des Kindes kann gesteigert werden, wenn Mama und Papa bewusst körperliche Nähe schenken, wie zum Beispiel durch eine tiefe, innige Umarmung, die für mehrere Sekunden anhält.

Lass uns heute kräftige Wurzeln in den heiligen Mutterkelch senden: Herzwurzeln, die uns nähren, die sowohl senkrecht als auch horizontal ins Erdreich wachsen und ein herzförmiges Netz an Wurzeln bilden. Lass uns selbst eine gute Mutter sein und unsere Mutter achten und würdigen, somit auch die große Mutter Erde. Lasst uns mit guter Nahrung für den Körper sorgen und uns mit Nährstoffen der Liebe füllen für Sicherheit und Halt, Lebenskraft und Geborgenheit. Nehmen wir uns jetzt auch Zeit, unserem Vater von Herzen zu danken, durch dessen Samen wir erst unser Leben geschenkt bekommen haben.

Wenn wir an *uns selbst* glauben, werden wir jeden Tag stärker. Auch der größte Baum war einmal ein kleines Samenkorn. Vergeben wir uns das Schönste, was wir haben, um in uns beheimatet zu sein, uns behütet und willkommen zu fühlen. Wie ein Samen, der in den heiligen Schoß der Erde gesetzt wird, lassen wir uns hinabsinken in die große Mutter.

Heilig und gesegnet ist mein Körper, das Element Erde.

Übung: Eltern-Kind-Bonding

Zurück zu den Wurzeln. Mama oder Papa gehen gemeinsam mit dem Kind / Jugendlichen barfuß auf Mutter Erde. Dabei nehmen sie bewusste, achtsame Schritte für eine glückliche Familienzukunft wahr. Urvertrauen und Sicherheit über die Füße bis zum Wurzelchakra einatmen – Ängste vom Wurzelchakra zurück in die Erde ausatmen.

8.1. Trance Healing 1. Chakra Urvertrauen – zurück zu den Wurzeln – die Kraft des Mütterlichen

Ätherisches Öl: Vanille, Nelke, Zeder, Rosmarin
Stein: Rubin, roter Jaspis
Farbe: Rot
Thema: Kraft, Vertrauen, Sicherheit

Ich stelle mir geistig vor, wie ich meine Füße liebevoll einsalbe, oder tue es tatsächlich. Ich atme tief bis in mein Wurzelchakra ein und aus. Ich lasse mich hinabsinken in die Tiefe der Mutter Erde hinein, in die Tiefe in mir.

Ich lege meine Hände auf meinen Unterleib, rechts und links in die Leistengegend. Beim Einatmen stelle ich mir vor, wie ich Lebensenergie durch die Atmung aufnehmen kann. Während der tiefen Ausatmung lasse ich die Energie in mein Wurzelchakra hinabfließen. Ich stelle mir dabei vor, wie ich einen roten Stein auf meinen Unterleib lege und wie ein roter, warmer Lichtstrahl aus meinen Händen in das Wurzelchakra fließt. Urvertrauen und Sicherheit durchfluten meinen ganzen Körper.

Ich stelle mir vor, wie ich barfuß auf Mutter Natur gehe und wie ich tiefe, starke Herz-Wurzeln aus meinen Füßen in die rote Erde aussende. Tiefe, starke Herzwurzeln. Ich stelle mir dabei einen Sonnenaufgang oder Sonnenuntergang vor. Es ist Neumond. Ich stimuliere meinen Sinn des Riechens.

Ich vertraue der Kraft des Lebens. Ich vertraue der Kraft der Erde und spüre meinen Körper. Ich fühle mich in meinen Körper wohl und geborgen. Ich habe einen festen Stand. Ich fühle mich kraftvoll und voller Energie. Ich lasse mich von der Erde tragen und öffne mich für die Natur. Ich ehre und achte die große Mutter Erde. Ich bin stabil, sicher und geschützt. Ich bin geerdet und tief verwurzelt in der Mutter Erde. Ich bin in Harmonie mit meinem Körper. Ich habe Vertrauen ins Leben. Ich wertschätze und liebe meinen Körper. Ich erlaube der Fülle, in mein Leben zu fließen. Es ist alles da, was gebraucht wird. Ich vertraue tief. Ich spüre tiefes Vertrauen in mir. Ich vertraue dem Leben. Ich vertraue darauf, dass alles gut ist so wie es ist. Ich bin dankbar, dass ich vertrauen kann.

Unser Garten ist unser Himmelreich, denn im paradiesischen Eden
wird man die Lichtsprache der Liebe reden.
Wir setzen einen goldenen Samen
er soll wahre, goldene Früchte tragen.
Die Botschaft ist im Samen drin.
Lauschen wir der Stille, hören wir ihn.
Ohne Vergangenheit
gehen wir jetzt durch die Dunkelheit.
Denn die Seele ist zeitlose Gegenwart.
Das erlaubt mir im Hier und Jetzt einen neuen Lebensstart.
Meine innere Mutter hört mir aufmerksam zu
und so komme ich immer mehr zur Ruh'.
Ich selbst kann mir jetzt vergeben,
was ich brauche für ein glückliches Leben.
Was brauch ich denn, um glücklich zu sein?
Alles, was ich aufzähle, ist jetzt mein:
Ich brauche Vertrauen, Liebe und Geborgenheit,
Nährstoffe für die Seele, allezeit bereit.
In jedem von uns ruht der Keim jener Kraft,
die die Schöpfung hervorgebracht hat.
Ich kann heute in Liebe aufkeimen
und Tränen der Freude für mich weinen.
So leere ich immer wieder den Lärm in meinem Verstand,
um getragen zu sein in einem festen Stand.
Steine, die auf meinem Wege liegen,
werde ich mit meinem Bewusstsein fluten,
um mich in die Lüfte zu erheben.

Ich werde jetzt mit meinem Bewusstsein die Dinge betrachten,
um weiter und weiter und höher zu wachsen,
das Gute in meiner Vergangenheit sehen,
um mit beiden Beinen im Leben zu stehen.
Das lässt mein inneres Kind wieder lachen
und schenkt mir Vertrauen, um weiter zu machen.
In der Tiefe des Schoßes ist es dunkel, nass und kalt,
die Liebe meiner Mutter mein großer Halt.
Sie schenkt mir Stille, Ruhe und Gelassenheit,
Gegenwart und Seelenzeit.
Auch mein Vater schenkte mir sehr viel.
Er schenkte den Samen im Jetzt und Hier,
dafür möchte ich dankbar sein,
für meine Durchsetzungskraft und meinen Kampfgeist.
Sich Gutes tun, liebevolle Gedanken kultivieren,
in Gefühlen durchs paradiesische Eden spazieren.
Den dunklen Schoß der heiligen Erde ehren.
Dadurch geführt in meine goldene Mitte, weil durch sie geboren.
Es ist die Sehnsucht nach dem Sonnenlicht,
die mich führt in Liebe durch die Erdschicht.
Ich glaube an mich in der dunkelsten Finsternis,
denn das ist mein Ge*heim*nis.
Ich hüte mein Heim – den Weg nach Haus
denn nur ich fülle mich an diesem Ort aus.
Stets bewusst, womit du dich nährst,
damit du die die klare Sicht behältst.
Nährstoffe der Bindung und der Liebe,
mein inneres Kind ich in Urvertrauen wiege.
Verwurzle mich in die unge*ahnten* Tiefen des eigenen Erdreichs.
Bin mir gewiss: Ich bin einzigartig, ich ziehe keinen Vergleich.
Ich baue auf Liebe, auf meine wahren Wurzeln
und nur das lasse ich ab heute in mir wurzeln

Bewässere den Samen mit meinem Glauben.
Begieße und durchflute ihn jeden Tag, Vertraue,
lenke meine Aufmerksamkeit immer wieder auf mich selbst
in meinen Körper, um da zu sein, wenn es auch zählt.
Vertr*aue* mir, egal, wie etwas ausschaue,
es ebnet mir den Weg zur grünen Aue.
In der Gegenwart wacht mein Wart, durch Göttliche Sicht,
damit mein Herz für mich auch stets rein bleibt,
weit weg von Hass, Missgunst und Neid.
Frieden schließen mit den eigenen Wurzeln,
damit die niederen Gefühle von mir purzeln,
lieben lernen den mächtigen Ursprung,
das lässt mich frei leben, leben in Schwung.
Ohne Wurzeln keine Krone, ohne Schatten kein Licht
und damit keine Mitte, kein Gleichgewicht.
Einst Samen der Liebe in der Tiefe gesät
reinigt es alles für reine Herzqualität.
Öffne ich mein Herz in Liebe für mich,
damit ich endlich wieder frei bin.
Ich liebe die große Mutter Erde, die große Göttin der Natur,
ihre Liebe war und ist stets pur.
Sie ist es, die mich mit allem versorgt,
sie hält mich in der Dunkelheit, ich hab's so gewollt.
Durch diese Liebe zu ihr kann ich meinen Körper ehren,
meinen Tempel durch Nährstoffe des Lichtes nähren.
Wachse ich so tief es geht nach unten, lass mich leiten
und meine Wurzeln tief in die Erde gleiten.
Meine Wurzelkrone in die Tiefen des Erdreichs aus-gesandt,
Herzwurzeln im Erdreich dadurch tiefsten Halt.
Damit ich, so hoch es geht, nach oben wachsen kann,
brauche ich Tiefe für mein Sein im Einklang.
Vergebe allem, was jemals war,

denn meistens sind meine Gedanken einfach nicht wahr.
Vergebe auch mir selbst
das Schönste, was ich hab,
bevor ich in Angst und Hass zerfall,
Wachse nach unten und schaue nach oben.
Durchbreche die Furcht, die Ängste und Zweifel.
Genieße Erde, Wasser, Feuer, Luft und geistige Reife.
Fühle, dass ich versorgt bin von Mutter Erde,
in der dunkelsten Nacht sterbe ich und werde.
Alles, was ich brauche, ist da, wenn ich nur daran glaub,
und schau aus meinem Herzen heraus.
Bin mir selbst eine liebende Mama,
steig heute aus, aus dem Vergangenheits-Drama.
Ich bin mir selbst auch ein guter Papa,
trage meine Ahnenreihe in eine neue Ära.
Sorge für mich stets in bedingungsloser Liebe,
damit das Licht auch über alles siege,
nehme mein inneres Kind an meine Hand
und führe es zurück ins Heimatland.
Lasse Wurzelkeime des Urvertrauens in mir wachsen und erblühen,
es ist mein Licht, lasse es glühen.
Flute meine Wurzelkeime mit wärmendem Licht,
auch wenn der Zweifel immer so laut spricht.
Wiege mich sanft in der finsteren Dunkelheit,
es ebnet mir den Weg in meine Ganzheit.
Ganz in mir suche ich nicht mehr im Außen,
in der Spiegelwelt da draußen.
Bäume mit Wurzeln fürchten niemals den Sturm,
sie wissen, die Wurzeln halten als unsichtbarer Leuchtturm.
Flute ich mich mit meinem Licht,
bis ich die dichte Erde durchbrich.
Lass Wurzelkeime der Liebe in mir ausdehnen
und das Gefühl der Ein*sam*keit endlich vergehen.

Bin eins mit mir und einfach ganz,
trotz Dunkelheit gib ich mich nicht weg aus der Hand.
Lass Wurzelkeime der Lebenskraft in mir wachsen,
um nicht anderen meinen Weg zu überlassen.
Breite meine Wurzelflügel aus,
damit die Liebe kann wachsen über mich hinaus.
Wurzeln sind unsichtbar, jedoch von größter W*ich*tig-
keit.
Es hält uns, wenn es stürmt, in jeder Jahreszeit.
Von bloßem Auge nicht erkennbar und doch so mäch-
tig.
Ich bin geliebt, getragen, gehört, gesehen – einfach
prächtig!
Aus der Dunkelheit in den Himmel empor steigen ist
das Ziel,
des Samens allerw*ich*tigstes, irdisches Spiel.
Im Herzen der Frucht liegen die edlen Samen.
Lass uns mit Liebe sprengen den Zeitrahmen.
Stets wachsen und glauben, Jahresring für Jahresring,
er kommt bestimmt, der Durchbruch, der Frühling!
Wachsen an den Problemen
und dadurch den Schatten zu mir nehmen.
Es führt zu nichts, mich gegen die Aufgaben des Le-
bens aufzulehnen,
denn nur *durch* den Schatten kann ich Licht ausdehnen.
Wenn der Samen zum Baum erblühen will,
dann braucht er Hingabe und Eigenverantwortung, ja,
sehr viel.
In der Kälte klarkommen und durch den Morast geh'n,
und dabei das Sonnenlicht im Herzen seh'n.
Egal, wie etwas ausschaue – ich glaube
an mich, weil ich mir vertraue.
Ich bin in Sicherheit, geschützt, in Liebe gepflanzt.
Atme tief und flute mich mit Rot,
es ist so wichtig wie das tägliche Brot.
Die Anbindung an mein Urvertrauen ist vollbracht,
durch Entspannung, Ruhe und Stille bewacht.

Meine innere Mutter ist erwacht,
wiegt mich in ihren Armen ganz bedacht.
Ich halte mein inneres Kind geborgen in den Armen,
wiege es in Fürsorge und Erbarmen.
»Ich glaube an dich, mein Kind,
an dein großes Seelenlicht.«

9. Die Verwandlung vom Samen zum Sprössling: Die Geburt des Selbstwertes – ich gebe mir Selbst meinen Wert

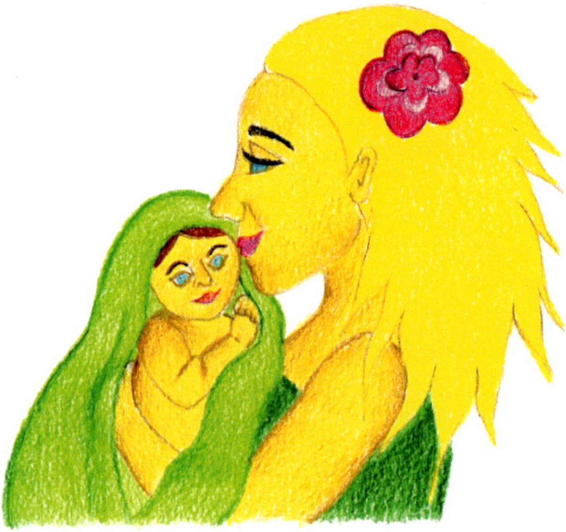

Ich bin wertvoll – ein kostbarer Schatz

Es ist immer noch nass, kalt und dunkel. Sich dabei gut zu fühlen, während man durch die Dunkelheit geht, ist eine Meisterschaft für sich. Blickt man nach außen und identifiziert man sich mit der Nässe, Kälte und der Dunkelheit, wird man schnell abgelenkt vom Wesentlichen[24] und beginnt, die Angst und den Zweifler in sich nähren. Die Geburt der Schöpferkraft erwacht: Sich tapfer zu schlagen, sich selbst zu meistern und sich trotz Dunkelheit mit liebevollen Gedanken und leichten Gefühlen zu durchfluten. Sich selbst den Weg zu leuchten durch die eigene, sehr machtvolle Schöpferkraft! Geborgenheit, Zuwendung und sozia-

24 Veda: »Wesentlich« = »Wesen und Licht.« (Wortspiel.)

le Akzeptanz, Entwicklung und Leistung tragen zu einem positiven Selbstwertgefühl bei.[25]

Ein Kind geschiedener Eltern kann in diesem Zusammenhang lernen, dass es nicht einfach zu ersetzen ist, selbst wenn ein Elternteil nun einen anderen Partner (und mit diesem vielleicht auch inzwischen ein Kind) hat. Nur weil es nicht das Kind vom neuen Partner ist, der nun augenscheinlich mehr geschätzt wird, verliert es nicht an Wert. Der Selbstwert des Kindes kann wieder gesteigert werden, indem man mit den positiven Werten des Kindes arbeitet. Zum Beispiel können Mama und Papa die drei stärksten positiven Werte auf drei Blätter malen und im Kinderzimmer aufhängen.

Heilig und gesegnet sind meine Gefühle, das Element Wasser.

Übung: Eltern-Kind-Bonding

Mama oder Papa gehen mit dem Kind / Jugendlichen in das Meer, einen See oder auch in eine Therme und verbinden sich dort bewusst mit dem Element Wasser. Beim Einatmen über die Nase in das Sakralchakra fühlt man sich wertvoll und voller Freude – beim Ausatmen über den Mund fließen alte Gefühle wie Wertlosigkeit ab.

9.1. Trance Healing 2. Chakra Selbstwert

Ätherisches Öl: Bitterorange, Pfeffer, Myrrhe
Stein: Karneol, Orangencalcit, Goldtopas
Farbe: Orange
Thema: Sinnlichkeit, Kreativität

Ich stelle mir geistig vor, wie ich meinen Unterbauch liebevoll einsalbe, oder tue es tatsächlich. Ich atme tief bis in mein Sakralchakra, in meinen Unterbauch, ein und aus.

25 Largo: Glückliche Scheidungskinder.

Ich lege meine Hände unterhalb des Bauchnabels auf die Bauchmitte, die rechte Hand lege ich auf die linke Hand. Ich atme tief in meinem Bauch, sodass meine Hände sich heben und senken. Beim Einatmen stelle ich mir vor, wie ich Lebensenergie durch die Atmung aufnehme und beim Ausatmen in das Sakralchakra strömen lasse.

Ich stelle mir dabei vor, wie ich einen orangenen Stein auf meinen unteren Bauch lege und wie ein oranger Lichtstrahl aus meinen Händen in den unteren Bauch strömt. Ich visualisiere eine orangene Energiekugel, die mit jedem Atemzug größer und größer wird, bis sie meinen ganzen Unterleib durchstrahlt.

Kreativität und Sinnlichkeit durchströmen meinen ganzen Körper.

Vor meinem geistigen Auge sehe ich mich im fließenden Wasser im Mondlicht. Der Mond ist eine zunehmende Sichel. Ich stimuliere meinen Sinn des Schmeckens. Ich genieße das Leben mit allen Sinnen. Ich fühle mich leicht, beweglich und voller Lebenslust. Ich genieße mein Leben. Ich bin gerne am Leben. Ich genieße mein Leben mit allen Sinnen. Ich lasse meiner Kreativität und meiner Lebensfreude freien Lauf. Ich nehme meinen Körper und meine Sinnlichkeit voll und ganz an. Ich liebe meine Schöpferkraft. Ich bin fest verankert in der Freude. Ich liebe das Leben und das Leben liebt mich. Ich bin dankbar, dass ich mein Leben genießen kann. Ich stelle mir vor, wie ich ganz bewusst ein frisches Glas Wasser trinke.

Je dunkler die Nacht und der Geburtskanal,
umso mehr Freude und Wertschätzung ist zentral,
umso stärker soll ich mich am Wesentlichen orientieren
und mich festhalten an meinem Selbstwert, ihn geistig fixieren.
Ab heute vergibst du dir deinen Wert selbst,
damit du dein Licht in dir behältst.
Ich erinnere mich, wer ich *wirklich* bin.
Ich schätze meine Werte,

sie führen mich an die schönsten Orte.
Das Wasser in mir soll stets wunderschön fließen.
Lege Wert darauf, all meine Gefühle zu genießen.
Mein Glaube ist es, welcher Berge versetzt,
ich liebe mich, denn es ist endlich *jetzt*.
Lichtvoll denken, fühlen und handeln,
in Übereinstimmung mit den eigenen Werten leben
und es wird mir an nichts mangeln.
Die eigenen Werte in mir achten und ehren,
sie werden mir ein würdevolles Leben bescheren.
Der Samen ist zum Sprössling geworden,
so blicke ich weiterhin fokussiert nach oben.
Wurzelkeime des Vertrauens, der Vergebung und der Wärme
führen mich durch die Dunkelheit wie Sterne.
Meine Wurzeln sind ausgebreitet wie Engelsflügel,
nehmen jeden noch so steilen Hügel.
Glaube und Vertrauen führen mich
Dazu kommt jetzt der Wert, den ich mir selber vergib.
Ich bin es mir wert, meine Schätze zu hüten,
die später erblüh'n zu wertvollen Blüten,
mir das Gefühl zu geben, wertvoll zu sein,
um mich in der Dunkelheit nicht zu fühlen so allein.
Der Durchbruch ins Licht – des Keimlings Traum,
der Beginn des Wachsens zum sichtbaren Baum.
Die Sehnsucht tief in seinem Herzen trägt
das Selbstwertgefühl stark in sich ausgeprägt.
Stets gewillt
für ein bejahendes Selbstbild.
Stolpersteine ab heute begutachten mit meinem Bewusstsein,
sie tragen mich zurück in mein wahres Heim.
Was bin ich mir wert, wie sehe ich mich?
Das um mich herum oder mein inneres Licht?
Vergebe mir den Wert, den ich in mir trage,
bin großzügig mit mir erhebe meine Werte
zu Freude und Liebe und Schönheit, so klar.

Alles darf weichen, was war nie wahr.
Bleibe stark, fühle mich wertvoll und geliebt,
damit mein lichtvoller Wert in mir siegt.
Lebe meine Werte, richte mich auf,
hüte mich wie den wertvollsten Schatz und verlass mich
drauf.
Bald ist's geschafft – ich kultiviere die Freude,
werde meines inneren Schatzes Zeuge.
Ich bin der mächtigste Schöpfer meines Lebens
und kreiere mit meinem Geist den Garten Eden.
Ich bin es mir wert, es wert zu sein,
ich bin ein Sonnenschein, komme endlich heim.
Tiefe Wurzeln dank Liebe und Aufmerksamkeit,
Nährstoffe des Himmels, allzeit bereit,
das ist es, was mich wirklich trägt.
Die Wurzeln mit Liebe und Freude durchflutet,
um mich durch die Dunkelheit ins Licht zu wiegen,
das Zepter nicht aus meiner Hand zu geben,
meine Schöpferkraft jeden Tag aufs Neue zu pflegen.
Ängste und Zweifel immer wieder bezwingen,
nie aufhören, nach mehr Licht zu ringen,
nie aufhören, zu glauben: Am Ende ist Licht.
Durch den Geburtskanal gehen es ist nur eine weitere
Schicht,
um hell begeistert zu sein,
den Geist durchfluten mit hellem Schein.
Weiterwachsen, Wurzelkeime des Selbstwerts pflegen,
schöpferische Lebensenergie ist der große Segen.
Ich halte daran fest, bin liebenswert,
denn das Wahre stets am längsten währt.
Das Ziel im Herzen halten,
den Geist aufgerichtet, nicht zulassen, sich zu spalten.
Eins sein statt zwei geteilt,
im Geiste klar, bedeutet das Ende von jedem Leid.
Aufrecht stehen wie ein Baum,
die Wurzeln ehren und zum Himmel emporsteigen,
ausgerichtet bleiben zu seinem Traum,

seinen Stammbaum lieben, es sind unsere Vorfahren,
die uns Halt geben, lernen wir von ihnen,
können wir uns viel ersparen.
Ich atme mein Licht
das, was ich wirklich bin.
Halte fest an meiner eigenen Würde,
damit ich nehmen kann jede noch so große Hürde.
Mich selber schätzen, achten und ehren,
das Selbstbild immer wieder mit Liebe durchströmen.
Liebe, Bindung, Freude ausdehnen,
denn wir möchten fürs ewige Leben säen.
Den Geist lehren, still zu sein,
damit der hohe Wert der Seele ist mein.
Immer und immer wieder erinnert mich
das innere des Samens, wenn es leise zu mir spricht.
Die Seele nährt sich über Freude und Leichtigkeit.
Lichtvolle Nährstoffe allzeit bereit.
Atme tief und orange in mich auf,
alles nimmt seinen guten Lauf.
Die Anbindung an meinen Selbstwert ist vollbracht,
durch Entspannung, Ruhe und Stille bewacht.
Die Schöpferkraft ist erwacht.
Ich bin wichtig und richtig.
glaube an mein Seelen*lich*t,
mein wahres *Ich*.

10. Der Durchbruch des Keimlings in das Licht – das Selbstbewusstsein wird geboren

Der Durchbruch ins Licht – mein Selbstbewusstsein – ich bin meiner selbst bewusst – der Baumstamm, der Stammbaum, mein Stamm hält mich. Der Weg zur Transzendenz, zur Göttlichkeit, zur Stille ohne Gedanken und Gefühle führt durch die Aszendenz, welche die Ahnenschaft ist.

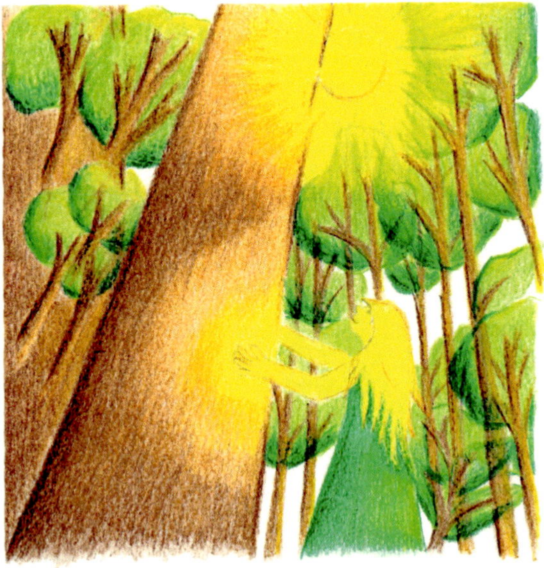

Am Ende des Geburtskanals erscheint Licht – der Keimling hat sich durchgesetzt und ist mit Selbstbewusstsein aus dem Boden geschossen. Er ist sich seiner selbst bewusst – der Samen der Seele erblickt das Licht der Welt. Hell und Dunkel, Licht und Schatten – gegensätzliche Pole werden in der Mitte verbunden. Selbsterkenntnisse fließen ein und das eigene Universum wird erschlossen. Eigenermächtigung ist geboren – das Urvertrauen bekommt Stärke, Durchsetzungskraft und einen unbeugsamen Willen weiter zu wachsen. Der

Baumstamm bildet die Säule für das gegenläufige Strömen von Wasser und Nährstoffen. Er symbolisiert die Grundausrichtung natürlich wachsenden Lebens, den Verbindungskanal zwischen dunklem Wurzelbereich und heller Krone. Der Baumstamm des Menschen bildet die Wirbelsäule, mit dem Rückenmark als Lebenskanal zwischen Becken (Wurzelchakra) und Kopf (Kronenchakra). Baumstamm sowie Wirbelsäule geben Stabilität und eine vertikale Ausrichtung. Dank Rückgrat können wir aufrecht stehen bleiben wie ein Baum, bleiben stehen, wenn es stürmt, und sind dennoch beweglich. Sein Selbstbewusstsein hilft ihm, sich durchzusetzen, wenn nötig, sich in seinem inneren Reich festzuhalten, seine Macht nicht abzugeben und sich die Eigenermächtigung zu vergeben, er selbst sein zu dürfen. Der Stamm trägt und stützt die Äste. Er hat ein gutes Gedächtnis. Jahr um Jahr wächst er, Ring um Ring, Erfahrung um Erfahrung. Schmale Ringe sind ein Zeichen für trockene Jahre. Einseitig gewachsene Ringe zeigen, wo die Schattenseite und wo die Sonnenseite war. Alle Verletzungen finden sich in den Jahresringen wieder.

Wir werden uns jetzt unseres Lichtes und unseres Schattens bewusst. Die Eltern müssen dem Kind das Gefühl geben, dass es nicht weniger wichtig ist. Oft wird das Selbstbewusstsein der Kinder durch den Streit der Eltern untergraben. Auch hier soll das Kind lernen, dass es gut ist, so wie es ist und die Trennung der Eltern nichts mit ihm zu tun hat. Um das Selbstbewusstsein des Kindes zu steigern, soll man das Kind selbst denken und fühlen lassen, dennoch dürfen die Eltern gesunde und kraftvolle Grenzen setzen.

Sichtbar gewordene Projektionen durch Einnehmen des inneren Universums werden aufgelöst, das innere Kind findet Heilung. Unser Stamm, unsere Ahnen geben uns stets Halt, auch im unsichtbaren Raum. Ehren wir sie.

Heilig und gesegnet ist mein Licht, das Element Feuer.

Übung: Eltern-Kind-Bonding

Mama oder Papa gehen mit dem Kind / Jugendlichen an eine erlaubte Feuerstelle in der Natur oder nutzen eine Feuerschale zu Hause. Auf einen Zettel schreibt man dann die Sachen darauf, die man Loslassen möchte. Anschließend wird der Zettel in das Feuer geworfen. Während man in das Feuer schaut, wird Selbstbewusstsein über die Nase in den Solarplexus eingeatmet – beim Ausatmen über den Mund lässt man Altes vom Feuer transformieren.

10.1. Trance Healing 3. Chakra Selbstbewusstsein

Ätherisches Öl: Lavendel, Kamille, Zitrone, Anis
Stein: Bernstein, Zitrin
Farbe: Gelb
Thema: Selbstbewusstsein, Willenskraft

Ich stelle mir geistig vor, wie ich meinen Oberbauch einsalbe, oder tue es tatsächlich. Ich atme tief bis in meinen Bauch ein und aus.

Ich lege meine Hände auf das Nabelzentrum oberhalb des Nabels. Die linke Handfläche liegt dabei sanft auf dem Oberbauch. Die rechte Hand lege ich auf die linke. Ich atme tief in meinem Bauch hinein. Beim Einatmen stelle ich mir vor, wie ich Lebensenergie durch die Atmung aufnehme und beim Ausatmen in meinen Solarplexus fließen lasse.

Ich stelle mir dabei vor, wie ich einen gelben Stein auf meinen Oberbauch lege und wie ein gelber Lichtstrahl aus meinen Händen in meinen Oberbauch strömt. Ich visualisiere eine gelbe Kugel, die mit jedem Atemzug größer und größer wird, bis sie meinen Bauch durchstrahlt. Willenskraft und Selbstkontrolle durchströmen meinen ganzen Körper.

Vor meinem geistigen Auge sehe ich mich mitten in gelben Blumen und Blüten im wärmenden Sonnenlicht. Der Mond nimmt zu. Ich stimuliere meinen Sinn des Sehens. Ich schaue mit meinen inneren Augen in mein inneres Universum. Ich vertraue meinen Gefühlen und meiner Spontanität. Ich bin mir meiner selbst bewusst. Ich bringe mein Selbst und meine Willenskraft zum Ausdruck. Ich übernehme Verantwortung für mein Denken und Handeln. Ich treffe Entscheidungen, die mich in meinem Leben stärken. Ich nutze meine Kräfte für eine positive Welt. Selbstliebe beginnt, wenn ich alle Teile meiner selbst akzeptiere. Ich bin dankbar für meine Fähigkeit, mutig und entschlossen handeln zu können.

Der Durchbruch steht an, mein Traum wird wahr.
Ich erwache wie die Natur, es ist Frühjahr.
Der Durchbruch ins Licht, bin mir gewiss,
ich habe keine Angst vor meinem eigenen Licht.
Wundervolle Düfte aus der erwachenden Natur durchströmen mich,
freue mich mit jeder neuen Blüte, die das Licht der Welt erblickt.
Das erste Grün nach dem langen Winterschlaf,
den Weg zur stärker werdenden Sonne aus der Erde sich bahnt.
Blumen und Bäume öffnen behutsam ihre Knospen.
Schönheit durch die Vielfalt von Farben und Formen.
Wärme durchströmt mein ganzes Sein,
durch die Sonne neue Hoffnung erscheint.
Vögel, die singen,
meiner Seele Freude bringen.
Metamorphose, soweit das Auge reicht,
ein Wunder der Natur, der Schmetterlingstanz überall erscheint.
Die Hoffnung auf hellere Tage stimuliert,
neue Kräfte stärkt in mir.
Meine Lebenssäfte ein inneres Erwachen
über das neue, lichtvolle bewusster wachen.
Ich bleibe mir weiterhin treu und blicke nach Innen.

So werde ich steht's an Bewusstsein gewinnen.
Ich bin mir jetzt meiner selbst bewusst.
Das ist der große Durchbruch.
Ich halte mich in meinem Schatten-Licht,
bin in der Kraft der Mitte, im Gleichgewicht.
Der Aufbruch ins Licht, die Sonne erscheint,
nachdem viele Tränen im Dunkeln geweint.
Es ist mein Universum, ein großes Mysterium.
Der Keimling hat sich durchgesetzt,
dank starker Wurzeln wohl genährt,
durch die Dunkelheit gegangen bis zum Licht:
Jetzt heißt es: Halte mich fest in der Mitte meines *Ichs*.
In tiefer Dankbarkeit wachse ich weiter dem Himmel
empor
und öffne damit das eigene Sternentor,
bin in mir und meiner selbst bewusst,
das schenkt mir Kraft, Energie und Lebenslust.
Bleibe dran, halte mich in meinem Licht,
so wächst mein Bewusstsein Schicht um Schicht.
Halte mich fest im Gleichgewicht,
der Schatten selbst ist auch mein Licht.
Denn wenn ich es schaffe, in der Mitte zu sein,
meiner selbst bewusst, ist der Schlüssel mein,
um weiterzugehen dem Himmel empor,
weiter führt es mich zum Herzenstor.
Ich glaube an mich und freue mich
es fühlt sich gut an, mein starkes Ich.
Bleib mir stets auf meinem Wege treu,
so fühle ich mich voller Stärke geladen, wie neu.
Wachse weiter durch mein Universum ins Herz,
steige weiter empor, nach oben aufwärts.
Die Sonne, das Licht, ich hüte es in mir,
meine Eigenmacht, mein Lebenselixier.
Die Ausrichtung auf mich selbst
ist, was mein Licht erhellt und mich am Leben hält.
In meinem inneren Universum –
halte fest mein Nabelzentrum.

Die Verbindung zu mir – meinem Ursprungsziel,
mein Schlüsselpunkt,
mein Tor zum Universum.
Meine Bauchintelligenz, meine Eigenmacht
ist in meinem Sonnengeflecht erwacht.
Stand zu halten, wenn es weht,
an meinem Stamm festhalten, bis alles Unwahre ver-
geht.
Der Sitz der Ahnungen meiner Ahnen,
die den Weg zur Intuition bahnen,
mich erkennen, mir selbst entgegenwachsen,
daher immer wieder bei mir ruh'n, rasten.
Jahresring um Jahresring mir selbst das Ja-Wort geben,
um mir selbst immer wieder den Ring zu vergeben.
Stürme festigen meine Wurzeln,
das Unwahre lasse ich stets von mir purzeln.
Stark werden durch jedes Hindernis,
das ist das große Geheimnis.
Mein inneres Kind wächst zur Heilung heran,
ich durchflute es mit goldgelb für meine Eigenmacht.
Mein Licht hineintragen in die Dunkelheit es erhellen,
die Wunden sind geheilt.
Ich erkenne mich selbst, das Licht befreit.
Nein sagen, Grenzen setzen,
aus Selbstliebe mich für mich durchsetzen.
Glauben und vertrauen, ohne es zu seh'n
ist die große Kunst, den Weg des Lichts zu geh'n.
Das Außen ist da, sehr viel Neues zu seh'n.
Dennoch blicke ich nach innen, um bei mir zu steh'n.
Ich freu mich sehr, ist meine Eigenmacht,
mein Seelenfeuer, die Stärke, in mir entfacht.
Es hat sich gelohnt, durch die Dunkelheit zu geh'n,
den Glauben an mich niemals aufzugeben,
dankbar zu sein für alles, was war,
sonst könnte das Licht heute nicht erstrahlen.
Als polares Wesen meine Mitte zu halten,
um mein wahres Selbst zu entfalten.

Atme ich tief und goldgelb ein,
ab jetzt ist das Zepter mein.
Die Anbindung an mein Selbstbewusstsein ist voll-
bracht
durch Entspannung, Ruhe und Stille bewacht,
meine Eigenmacht ist erwacht.
Ich glaube an mich,
an mein Seelenlicht.

11. Im Zentrum der Liebe wohnt mein Herz

Das Herz schlägt im Rhythmus der Liebe, deinem eigenen Herzschlag, deinem eigenen Puls.

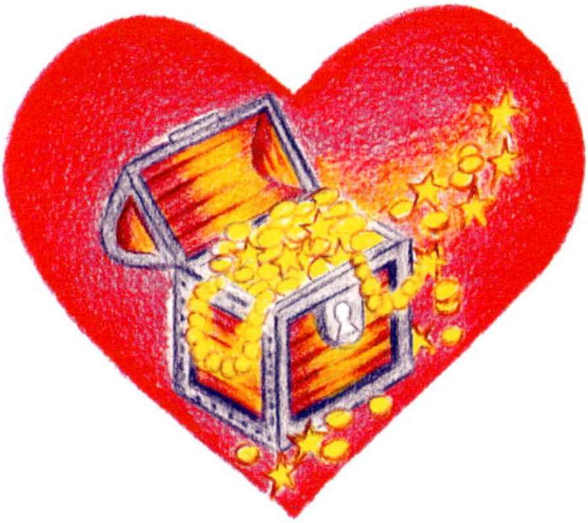

Die Eltern lieben sich nicht mehr, das bedeutet jedoch nicht, dass das Kind nicht mehr geliebt wird oder Liebe insgesamt schlecht ist. Liebe kommt in allen Formen daher und dem Kind soll klargemacht werden, dass es diese weiterhin von beiden Eltern erfahren wird. Um die Liebe zum Kind zu stärken, können Mama und Papa dem Kind auf Augenhöhe tief in die Augen schauen, damit es sich auch gesehen fühlt.

In den Kammern unseres Herzens ist eine goldene Schatzkammer. Darin liegt ein Goldschatz, ein wundervoller Stern. Lass ihn wieder strahlen, das Licht in dir, heller als je zuvor. Du bist geliebt, weil du Liebe bist. Öffne dich und lass deine Liebe für dich fließen, damit du wieder ein Herz und eine Seele bist – mit dir selbst. »Gold ist der Schatz des Herzens im Samen des Nährstoffes.«[26] Die Herzensbildung ist das lichtvollste Geschenk, das man seinem (inneren) Kind auf

26 Veda: Trance-Healing-Ausbildung.

seinen Lebensweg mitgeben kann. In der Zeit seines Wachstums ist die Förderung der emotionalen Intelligenz zur Herzensbildung der Nährboden für wahres Wachstum. So wie unsere Füße unseren Körper tragen, trägt die Liebe unsere Seele. Liebe ist der Weg des Erblühens und des Aufblühens. Aus der Welt des Herzens kommt der Nährstoff für unsere Seelennahrung, wir brauchen es wie die Luft zum Atmen.

Heilig und gesegnet ist mein Atem, das Element Luft.

Übung: Eltern-Kind-Bonding

Mama oder Papa können dem Kind / Jugendlichen als Zeichen der Liebe eine Rose schenken. Das gemeinsame Trinken eines Tees, zum Beispiel Rosentee, kann das das Liebesband zwischen Eltern und Kind stärken und wirkt bei regelmäßiger Wiederholung als wohltuendes Herzritual. Dabei kann der Duft der Rose oder des Tees über die Nase tief ins eigene Herz eingeatmet werden. Beim Ausatmen über den Mund kann man sich vorstellen, wie alles, was nicht Liebe ist, vom Herzen geht.

11.1 Trance Healing 4. Chakra Selbstliebe

Ätherisches Öl: Rose, Jasmin, Estragon
Stein: Rosenquarz, Jade
Farbe: Grün
Thema: Mitgefühl, Liebe

Ich stelle mir geistig vor, wie ich mein Herz salbe, oder tue es tatsächlich. Ich atme tief in mein Herzzentrum.

Ich lege meine linke Hand auf Herzhöhe in die Mitte der Brust und die rechte darüber. Beim Einatmen stelle ich mir vor, wie ich Lebensenergie durch die Atmung aufnehme und beim Ausatmen in mein Herzzentrum fließen lasse.

Ich stelle mir dabei vor, wie ich einen grünen Stein auf mein Herz lege und ein grüner Lichtstrahl aus meinen Händen in das Herzchakra strömt. Ich sehe eine grüne Lichtkugel in der Mitte meiner Brust, die immer größer und stärker wird.

Liebe, Mitgefühl und Menschlichkeit durchströmen meinen ganzen Körper.

Vor meinem geistigen Auge sehe ich, wie ich als kleines Kind in der unberührten Natur bin und über eine sattgrüne Wiese springe. Der Wind weht. Ich *bin* der Wind, der für mich in jedem Augenblick weht. Es ist Vollmond. Ich stimuliere den Tastsinn in mir.

Ich schaue mit den Augen meines Herzens. Ich schenke mir und anderen Liebe und Mitgefühl. Ich nehme mich liebevoll an, so, wie ich bin. Ich gebe und empfange mit offenem Herzen und verbinde mich. Ich öffne mein Herz, um Liebe zu geben und zu empfangen. Ich fühle tiefe Liebe in meinem Herzen. Ich liebe und akzeptiere mich selbst. Ich liebe und akzeptiere meine Mitmenschen. Ich liebe und akzeptiere mein Leben so, wie es ist. Ich empfange und vergebe Liebe. Ich lebe im Einklang mit der Liebe. Ich bin dankbar für die Liebe in meinem Herzen.

Die harte Schale hat mich bis hierhin gebracht,
Urvertrauen, Selbstwert und Selbst*bewusstsein* haben viel Stärke gebraucht.
Der nächste Nährstoff bildet eine andere Qualität,
es ist die universelle Liebe, die mir den Weg ins Licht weiter bahnt.
Meine Seelenknospe blüht durch die Liebe in mir auf,
der Wind weht sanft, ich atme wärmenden Windhauch.
Der paradiesische Garten ist in mir angelegt
durch liebevolle Zuwendung sanft gepflegt.
Barmherzigkeit, Wärme, Mut, Liebe und Güte
sind Nährstoffe für die Blüte.
Der weiche Kern, mich annehmen wie ich bin,
mich in Geborgenheit wiegen
Jeder Sonnenstrahl, der mich berührt und wärmt,
wärmt auch mein Herz und meine Seele.

Mein Herz kann beruhigt sein,
denn Wärme und Licht geben mir Zuversicht.
Frisches Grün, Sonnenlicht, Wärme und Hoffnung,
die Knospe gibt sich hin der liebevollen Öffnung.
Ich behalte die Liebe in meinem Herzen,
sie ist die Sonne des Garten Eden.
Die Mutter Erde hält meine Wurzeln
und führt mich zum Vater Geist.
Beide wohnen in meinen Herzen und schenken mir
Seelenfrieden.
Ich bin der große Goldschatz in mir,
wenn ich ganz da bin im Jetzt und Hier.
Mehr als alles andere hüte ich mein Herz,
daraus strömt der Fluss der Liebe, ganz ohne Schmerz.
Mich gefunden in meinem Herzen,
die bedingungslose Liebe ohne Grenzen.
Mich hüten und wachen in der Stille des Geistes,
damit nichts Wurzeln schlägt im Herzen – ich nicht entzweie.
Mich hören, mich lieben, mich sehen und annehmen.
Der Samen kann dadurch noch viel mehr Licht geben.
Atmen und lächeln, Leichtigkeit verspüren,
dadurch das Licht des inneren Kindes in mein Herz
führen
Mutig den Weg des Herzens gehen,
auch wenn wir es im Verstand nicht immer verstehen.
Im Herzen der Frucht wird der Same geboren,
der später die Frucht trägt auf der Krone.
Denn die Seele erstrahlt im Sonnenlicht des Herzens,
vermag zu strahlen in der Dunkelheit wie Kerzen.
Es ist das große, lichte Tor
der mystische und himmlische Motor.
Es schlägt für mich im Sekundentakt
ein großes Lichtwesen, ein himmlischer Liebesakt.
Sich ein Herz und eine Seele sein,
fühle ich mit mir, der Frieden ist mein.
Es schlägt für mich – höre ich es nicht?

Aus purer Liebe es zu mir spricht.
Ein Apfel trägt die Samenkerne im Herzen der Frucht.
Finde ich es, ist es das Ende der Sucht.
In der Herzkammer liegen die Samen drin,
das gibt dem Leben erst den wahren Sinn.
Schneide ich einen Apfel in zwei Teile quer auf,
erscheinen zwei Fünfzackensterne darauf.
Es ist das Ende der Suche nach meinem Selbst.
Erstrahlt der Stern am Himmelszelt.
Samen der Liebe werden im Herzen geboren.
Es ist mir geschenkt, das Wahre ist nie verloren.
Lügen sterben, das Wahre lebt.
Ich habe den Mut, mich zu lieben, so wie ich bin,
ich bin der Anfang von allem, was ist.
Sehe mich – damit ich gesehen bin.
Rufe mich – damit ich gehört bin.
Liebe mich – damit ich geliebt bin.
Binde mich an mein eigenes Herz,
damit ich finde den Frieden ohne Schmerz.
Wiege mich in Geborgenheit,
um mir so nahe wie möglich zu sein.
Heile mich und werde ganz,
ich bin der schönste Juwel im Kranz.
Vater und Mutter im Herzen vereint,
Erde und Himmel in der Einheit.
Bin gütig und sanft und wiege mich,
meine Selbstliebe entfacht einfach unbeschreiblich.
In meinem Herzen ist mein Licht geboren,
dort fühl ich mich stets in mir geborgen.
Erblicke da das Licht der Welt,
das meine Seele erhellt.
Mein Bewusstsein trägt das Licht in sich,
ist es mir bewusst, find ich mich.
Im Herzen erblick ich mein wahres Ich,
hier wohnt mein Wesens-Licht.
Ein Ich, wie es schon immer war,
ohne Erziehung und Aufprojizierung

trage ich mich daher ganz fest und nah
am Herzen und fühle mich wunderbar.
Geben und Nehmen im Gleichgewicht,
so halte ich meine Mitte zwischen Schatten und Licht,
beheimate mich in der Tiefe meines Herzens,
wo die Samen der Liebe keimen.
Ich blühe auf, mein Herz ist weich.
Meine Seelenknospe wurzelt im Himmelreich.
Alles liegt bereits in der Wiege,
in meinen Händen liegt der Geist der Liebe.
Gebe mir selbst das, was ich brauch,
und atme meinen Lebenshauch.
Windhauch, der weht für mich.
Ich blicke nach innen, um den Schatz zu seh'n,
der wohnt im Herzen, wunderschön.
Das Auge kann alles sehen, bloß nicht sich,
mit der Seele zu sehn trägt uns nach Hause ins Licht.
Atme tief durch mein Herz und fühl mich leicht.
Nimm mich an, so bleib ich weich.
Denn mein Schöpfer tut es auch und liebt mich unendlich,
bis zum Mond und zurück, unermesslich.
Es ist Zeit für die Liebe und mein Herz,
ich brauch ihn nicht mehr, den alten Schmerz.
Hab es gefunden, das Lichtwesen in mir,
es liebt mich sehr, ich verlass es nie mehr.
Es wohnt in meinem Herzen, meine Seele, mein Licht.
Lausche der Stille, wenn die Liebe zu mir spricht.
Und atme tief ein und aus
und lass die Sonne durch mein Herz hinaus.
Bin wachsam stets und auf der Hut,
sag nein, wenn erforderlich und hab den Mut
.
Lass Gedanken der Vergangenheit ab jetzt ruh'n
für meinen Herzens-Ruhm.
Die harte Schale schützt den weichen Kern,
den Stern, der ich bin in meinem Innern.

Das Leben hört mir zu. Das Leben lauscht.
Atme es ein, der Frieden rauscht.
Heilung durchflutet jede Zelle von mir,
halte mich im Jetzt und Hier.
Liebe fließt aus meinem Herzen
in jede Zelle meines Körpers,
stärker und heller als je zuvor.
Ich bin gesegnet, ganz und vollkommen
Atme grün und nimm es auf
und blicke dabei zum Himmel hinauf.
Die Anbindung an meine Selbstliebe ist vollbracht,
durch Entspannung, Ruhe und Stille bewacht.
Meine Herzensliebe ist erwacht.
Ich glaub an mich,
an mein Seelenlicht.

12. Am Ende des Baumstamms – der Anfang der Baumkrone meine Wahrheit, das Äthertor: Der Ausdruck meiner Seele

Der Begriff »Adamsapfel« entspringt der Erzählung, dass Adam beim Lügen der Apfel in der Kehle stecken geblieben ist. Drücken wir unsere Wahrheit aus, bahnt es uns den Weg aus der Dualität. Kein Baum und nichts in der Natur würde etwas anderes sein wollen als das, was es von Natur aus ist – er selbst.

Das Kind muss sich aussprechen können, die Eltern sollen ihm die Möglichkeit geben, seine Wünsche und Ängste zu nennen. Es soll mit beiden über seine Sorgen sprechen können, was die Trennung bedeutet. Wird dies nicht beachtet, kann es dazu kommen, dass es rebelliert. Beleidigungen werden geschrien, Gespräche abgewiesen, besonders bei Teenagern ist dies der Fall. Der Selbstausdruck des Kindes kann gefördert werden, wenn Mama und Papa zuhören, hinhören und ausreden lassen.

Heilig und gesegnet ist das Element Äther.

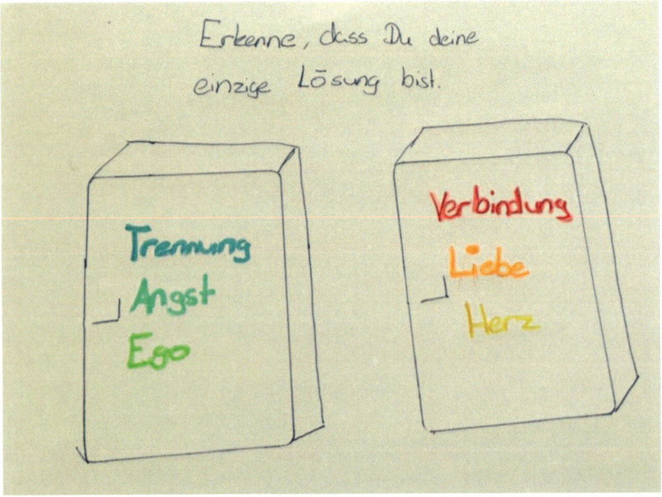
Erkenne, dass Du deine
einzige Lösung bist.
Trennung
Angst
Ego
Verbindung
Liebe
Herz

Übung: Eltern-Kind-Bonding

Mama oder Papa können mit dem Kind / Jugendlichen an einen Kraftplatz in der Natur gehen, bei dem man ungestört auf ein Gewässer blicken kann. Jeder darf dabei seine eigene Wahrheit ausdrücken und einen tiefen Austausch der Seelen genießen. Den Selbstausdruck über die Nase in den Kehlkopf einatmen – Unterdrückung über den Mund wieder ausatmen.

12.1 Trance Healing 5. Chakra Selbstausdruck

Ätherisches Öl: Eukalyptus, Kampfer, Pfefferminze
Stein: Türkis, Aquamarin, Chalcedon
Farbe: Hellblau, Türkis
Thema: Kommunikation, Ausdruck, Wahrheit

Ich stelle mir geistig vor, wie ich meinen Kehlkopf salbe, oder tue es tatsächlich. Ich atme tief in mein Halschakra ein und aus.

Ich lege meine Handflächen sanft um meinen Hals. Beim Einatmen stelle ich mir vor, wie ich Lebensenergie durch die Atmung aufnehme und beim Ausatmen in meinen Hals strömen lasse.

Ich stelle mir dabei vor, wie ich einen hellblauen Stein auf meinen Kehlkopf lege und wie hellblaue Lichtstrahlen aus meinen Händen in den Kehlkopfbereich strömen.

Ätherstoff durchflutet meinen ganzen Körper.

Wahrheit und Kommunikation durchströmen mich.

Vor meinem geistigen Auge sehe ich, wie ich in einen ruhigen See oder auf ein ruhiges Meer blicke. Der Himmel ist wolkenfrei. Der Mond nimmt ab. Ich stimuliere den Sinn des Hörens in mir. Ich öffne mich für die Kraft der Wahrheit. Ich bleibe bei der Wahrheit und spreche Worte aus dem Herzen. Ich nutze Worte, um Gutes zu bewirken. Es fällt mir von Tag zu Tag immer leichter zu sagen, was ich denke und fühle. Ich bringe mein wahres Selbst zum Ausdruck und spreche meine Wahrheit aus. Meine Gefühle können frei fließen. Ich höre meine innere Stimme und folge ihr. Ich drücke frei und offen das aus, was ich bin. Ich lebe meine eigene Wahrheit. Ich verwirkliche meine eigene Wahrheit. Ich lebe authentisch im Einklang mit meinem wahren Selbst. Ich bin dankbar, dass ich von jetzt an ganz ich selbst sein kann.

Aufrecht wie ein Baum steige ich weiter dem Himmel empor,
dort wartet auf mich das Äthertor.
Der innere Raum des Bewusstseins ist wichtig
was spreche ich aus, was halte ich für richtig.
Die Sprache des Lichts – das Wortbewusstsein,
es ist mir zu eigen, es ist mein.
Spreche ich meine Wahrheit aus,
fülle ich mich mit Äther auf
und flute mich selbst mit Heilung und Stärke,
denn die Wahrheit vermag zu manifestieren alle Werke.
Im Garten Eden
tut man die Lichtsprache mit sich reden.
Wahrheit bringt Klarheit sowie Heilung und Wachstum,
die Treue zu mir ist meine klare Ausrichtung.
Alles in der Natur ist authentisch und echt,
sie machen es immer ihrer Wesensnatur recht.
Aus- und aufgerichtet auf mein wahres Ich
halte ich fest an mir mit viel Zuversicht.
Nichts vermag mich wegzutreiben
von mir und meinem heiligen Leibe.
Ich bleibe stehen bei meiner Wahrheit,
aufrecht wie ein Baum stehe ich bereit.
Für die nächsten Schritte, denn mein Bewusstsein ruft,
möchte mich mit Selbsterkenntnis fluten durch Atemluft.
Ich atme und bleibe stehen, wenn es stürmt.

Die Wahrheit bleibt haften, nur das Unwahre ist nicht geschirmt.
Gehe mit dem Wind und beuge mich,
verlasse mich aber nicht und bleib beweglich
So genieße ich die Stürme, weil meine Wurzeln mich halten.
Das Vertrauen. Mein Bewusstsein. Die Liebe. Meine Werte.
Alles ist tief in mir verankert.
Die Wahrheit hält mich und geht mit dem Wind,
lässt bloß Blätter fallen, die nicht mehr für die Wahrheit sind bestimmt.
Gelassen und entspannt gebe ich mich hin.
Meine Wurzeln sind das Vertrauen, die Flügel, die mich halten im Wind.
Nichts kann geschehen, mein Vertrauen ist stark.
Wenn ich mich am Glauben festgehalten hab,
atme ich tief ein und aus.
Es ist ein Segen, dieses himmlische Hellblau.
Flute mich bis in jede Zelle –
hellblau ist die wunderschöne Quelle.
Die Anbindung an meinen Seelenausdruck ist vollbracht
durch Entspannung, Ruhe und Stille bewacht,
meine tiefe Wahrheit in mir entfacht.
Ich glaube an mich,
an mein ureigenes Ich.

13. Kronenbildung

*Die Krone bildet sich. Wieder König*in im eigenen Reich sein. Das Zepter der Liebe und der Eigenmacht erblüht. Der Geist ist sonnenklar.*

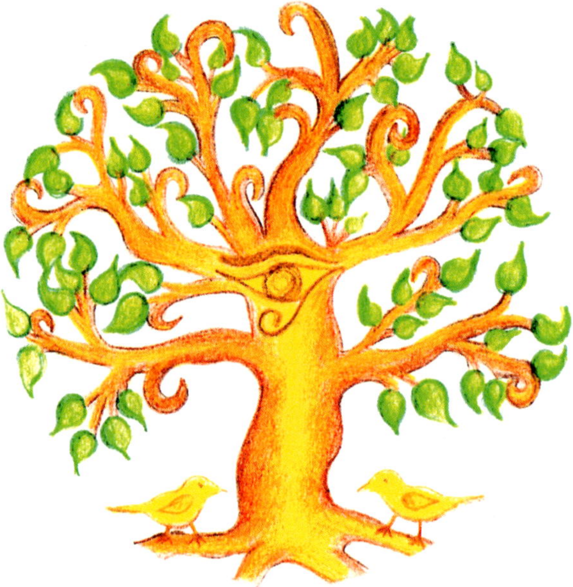

Die Äste, Zweige mit Blättern, Knospen und Blüten wachsen zu einer Krone. Die Äste strecken sich dem Himmel empor und wachsen in die Einheit. Die Äste wachsen weiter dem wahren Selbst, dem eigenen Licht entgegen. Die Blüten erblühen in der Schönheit der Vollendung.

Der Durchbruch aus dem Rad der Zeit ist das Ende der Dualität. Der Augapfel im Innern des Auges sieht klar durch den großen Geist, der Schleier der Illusion fällt. Die Seele blickt durch die Brille der Wahrheit.

Vertrauen und Liebe können dem Kind durch Gesten, Worte und respektvollen Umgang miteinander gezeigt werden. Es soll wissen: »Ja, meine Eltern sind nicht mehr zusammen, aber das macht weder mich noch sie weniger wertvoll.« Das Wissen um all dies mit dem Stirnchakra verbunden. Es schenkt dem Kind die geistige Klarheit, die Familiensituation aus einer neutralen, übergeordneten Perspektive zu betrachten. Durch ein starkes Stirnchakra gelangt das Kind zur Einsicht, dass es selbst seine Gedanken leitet und nicht von ihnen geleitet wird. Die innere Familie gelangt dadurch in Harmonie und Gleichgewicht. Mama und Papa können das Stirnchakra des Kindes liebevoll stimulieren, indem sie sanft die Stirn und die Schläfen streicheln.

Heilig und gesegnet ist der reine Geist.

Übung: Eltern-Kind-Bonding

Mama oder Papa können mit dem Kind / Jugendlichen einen Abend unter dem Sternenhimmel verbringen. Gemeinsam schauen Eltern und Kind zu den Sternen und atmen dabei über die Nase Selbsterkenntnis in das Stirnchakra tief ein und Selbsttäuschung über den Mund wieder aus.

13.1. Trance Healing – 6. Chakra Selbsterkenntnis

Ätherisches Öl: Cajeput, Lemongras, Veilchen
Stein: Saphir, Sodalith, Sugilit
Farbe: Indigoblau, Dunkelviolett
Thema: Weisheit, Erkenntnis, Intuition

Ich stelle mir vor, wie ich meine Stirnmitte salbe, oder tue es tatsächlich. Ich atme tief in meine Stirnmitte ein und aus.

Ich lege meine linke Hand sanft auf die Mitte meiner Stirn. Die rechte Hand lege ich über die linke. Beim Einatmen stelle ich mir vor, wie ich heilende Lebensenergie durch die Atmung aufnehme und beim Ausatmen in meine Stirnmitte strömen lasse. Ich stelle mir dabei vor, wie ich einen indigoblauen Stein auf mein Drittes Auge lege und indigoblaue

Lichtstrahlen aus meinen Händen in meine Stirn fließen.

Weisheit und Intuition durchströmen meinen ganzen Körper.

Vor meinem geistigen Auge sehe ich mich unter dem Nachthimmel zu den Sternen blicken. Ich stimuliere den sechsten Sinn in mir. Der Mond ist eine abnehmende Sichel. Ich öffne mich für mein inneres Licht. Ich sehe mich. Ich nehme Kontakt zu meinem inneren Licht auf. Ich schaue nach innen und erkenne, was wesentlich ist. Ich höre auf meine innere Stimme. Ich lasse meiner Fantasie freien Lauf. Ich öffne mich meiner Intuition. Ich bekomme einen immer besseren Zugang zu meiner Intuition. Ich fühle mich sicher von meiner Intuition geführt. Ich bin dankbar für meine wunderbare Intuition.

Ich bin sehr gewachsen. Halte an mir fest.
Die Äste zum Himmel ausgestreckt.
Die Wahrheit führt mich, ich folge dem Licht,
fühlt sich sehr stark an, mein wahres Ich.
Es geht darum, zu sehen, was wirklich ist wahr,
ohne zu schauen und doch sonnenklar.
Es geht immer weiter, so lade ich mich ein.
Auf weitere Reisen mit meinem Bewusstsein.
Meine Seele ist zeitlose Gegenwart.
Der Verstand ist der Wart,
der schützt meinen festen Stand.
Der Tod der Zeit ist die Geburt der Weisheit
ohne Vergangenheit
und Zukunft ohne Projektion,
geht's nach Innen in die Introspektion.
Ich wachse nach Außen und schaue nach Innen
verbinde die Pole, nicht mehr mit den Augen seh'n.
Als Ast des Lebens
wachse ich nie vergebens.
Strecke mich aus nach Norden, Osten, Süden, Westen,
gebe stets meine Liebe zum Allerbesten.
Die Äste, Gedanken, zum Himmel erheben.

Meine Gedanken sind still, das macht mich aus.
Die Zeit ist vergangen, ich spulte sie aus.
Die Vergangenheit ist gegangen, ich kam nach Haus.
Die Äste strecken sich danach aus,
was außerhalb ist dem Winde, der Luft, zum Sonnenlicht.
Die Krone ist der Ausdruck der Freude und Lust.
Keine Baumkrone gleicht der anderen,
kein Mensch denkt und handelt gleich.
Selbstverwirklichung ist das Tor zum Königreich.
Das eigene Licht wirkt nur im Selbst.
Es ist das, was mich zur Kronenspitze trägt,
mein Atem ist und bleibt der Königsweg,
schützt mich, damit ich nichts von mir weg geb.
So strecke ich meine Arme und Äste weiter dem Lichte empor,
meine Blüten strecken sich aus zu meinem Wesenstor.
Die Knospen weiter aufblüh'n, um Früchte zu gebären.
Sie wachsen im Lichte der Sonnenstrahlen.
Vater und Mutter in mir vereint,
Frieden gefunden, das Herz ist eins.
Männlich und weiblich integriert.
In meiner Mitte sehe ich klar.
Mein Leben, meine Ahnen, der Film, der Lärm,
ich weiß ab jetzt, egal was ist, ich halte mich fest an meinem Seelenkern.
Das Rauschen des Lebensfilmes war mein Weg
zu Selbsterkenntnis und Weiterentwicklung geführt, es hat mich geprägt.
Ab heute rauscht es still und leise.
Ich folgte meiner Sehnsucht und kam nach Hause.
Ich fand den Frieden, denn es ist jetzt.
Die Vergangenheit hat keine Zukunft, sie ist besetzt.
Mit der Gegenwart, mit mir, die hütet und wacht.
Es ist der große Geist, der diese Zeit ausmacht.
Transzendenz – die Absenz
von Gedanken und Gefühlen,

der Kern der Macht ist Stille.
Die Macht liegt darin, wachsam zu sein.
nichts reinzulassen, was mein Licht macht klein
und nicht ist mein.
Ich blühe weiter in mir auf,
so nimmt alles seinen lichtvollen Lauf.
Ich bleibe stark, wachsam, still und leise.
Einheit erfahre ich auf ungeahnte Weise.
Still soll es sein in der Dunkelheit und Nacht.
Weihen wir sie, heilig bin ich in meiner Macht.
Das Licht in der Dunkelheit, das hält an sich fest.
Es nährt den Stern,
der erhellt die Welt.[27]
Sehen mit dem inneren Auge.
Der Geist ist still, der Seele vertraue.
Nicht die Augen sind es, die die Wahrheit seh'n.
Es ist das Herz, das große Licht-Wesen.

Die Blüten, die wachsen, voller Schönheit im Licht.
Es hat sich gelohnt, durchzugeh'n, Schicht für Schicht.
Die Knospen reifen, die Blüten blühen,
die Äpfel werden bald Süße versprüh'n.
Die Früchte aus den Blüten werden wachsen,
werde ich verschenken und damit Hoffnung schaffen.
Es ist ein Geschenk an die Schöpfung zurück.
Erschaffen aus Friede, Freude und Glück.
Durch die Dunkelheit gegangen, um das zu sein,
was ich schon immer war, vor der Inkarnation.
Es hat sich gelohnt, im Geiste zu kämpfen.
Die Blüten durchbrechen kraftvoll die Äste.
Alles blüht und wächst durch die Nährstoffe des Lichts,
dranbleiben, bis die Wahrheit durchbricht.
Dank der Wurzeln in der heiligen Mutter Erde
konnte ich soweit hinaufwachsen bis zur Krone.
Möge Segen über meine Mutter fließen,
ohne sie wäre nichts möglich gewesen.

27 Veda: Dein Licht erhellt die Welt. 2. Auflage. Giger, 2010.

Sie gebiert so viel aus sich heraus.
Gesegnet sei ihr Schoß, mein irdisches Haus.
aus der Materie hab ich mein Bewusstsein erhoben,
bin über das Materielle hinausgewachsen und habe mich erhoben
zu meinem Geist, der ist rein und still. Leise und heilig,
sie ist ganz in sich drin.
Segne ich auch meinen Vater
sein Blut fließt in meiner Ader
Atmen ganz tief und sich mit dunkelblau durchströmen.
Zu Hause sein, sich mit der Dualität versöhnen.
Die Anbindung an meine Intuition ist vollbracht
durch Entspannung, Ruhe und Stille bewacht.
Die Selbsterkenntnis ist erwacht.
Die Arme stecke ich weiter dem Himmel empor,
es eröffnet mit das Seelentor.
Ich glaube an mich
an mein Seelenlicht.

14. Die Baumkrone in ihrer ganzen Schönheit.

Die Krönung des Einsseins, das Kronjuwel sein, den eigenen Thron einnehmen, das Licht-Zepter fest in der Hand, die edle Reife durch die Sonne, die Zeit der Ernte, Früchte der Liebe, der Glückseligkeit, des Seelenfriedens, im Reich der Liebe regiert das Herz und die Seele.

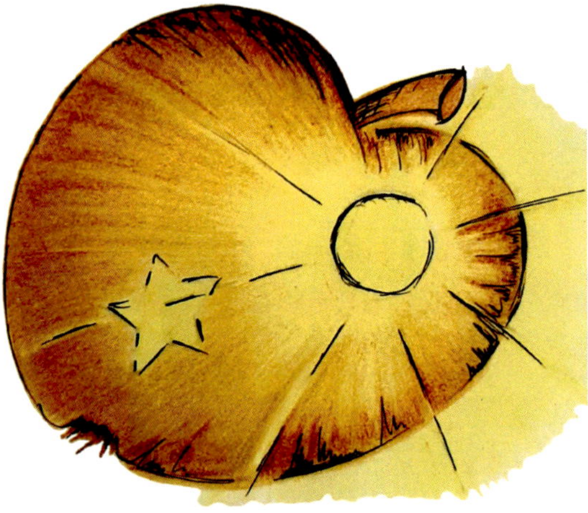

Seligkeit erlangt im Garten der Seligen. Ein Mensch hat sein Potenzial sinnvoll genutzt und ist den Pfad von Gottes Schöpfung gegangen, er / sie ist »König*in« geworden, zur »Herrschaft« in seinem Reich gelangt. Wir sind alle Königskinder erschaffen für das Königreich des Herzens und der Seele im Garten der Gegenwart.

Das Kind lernt hier, dass es vollkommen ist, auch wenn die Eltern einander nicht mehr lieben. Hier werden alle vorigen Lektionen vereint, wodurch es nun weiß, fühlt und ist, was es durch die Trennung der Eltern verloren zu haben glaubt. Hat das Kind den Zustand der Selbstverwirklichung erreicht, fühlt es sich unabhängig von Mama und Papa geliebt und getragen.

Die Krönung im Garten Eden – meine Krone – mein

Zepter – Königin und König im eigenen Garten *sein* – die Rückkehr ins Paradies – Früchte des Friedens – die Einheit von Körper, Geist/Seele – meine Selbstver*wirklich*ung[28] – das Ende von Raum und Zeit – die Einheit mit dem Göttlichen, die Ernte heißt Frieden – goldene Äpfel. Ewiges Leben. Immergrün.

Heilig und gesegnet ist das All-Eins-Bewusstsein.

Übung: Eltern-Kind-Bonding

Mama oder Papa können gemeinsam mit dem Kind / Jugendlichen einen kleinen Berg oder Hügel erklimmen. Jeder geht dabei bewusste Schritte für den inneren Aufstieg und atmet über die Nase tiefen Frieden in das Kronenchakra ein sowie trennende Gedanken über den Mund wieder aus.

14.1. Trance Healing – 7. Chakra Selbstverwirklichung

Ätherisches Öl: Weihrauch, Rosenholz
Stein: Amethyst, Bergkristall
Farbe: Violett, Weiß
Thema: Selbstverwirklichung, Erleuchtung

Ich stelle mir vor, wie ich meinen Scheitel salbe, oder tue es tatsächlich. Ich atme tief in meinen höchsten Punkt des Kopfes ein und aus.

Ich lege meine linke Hand sanft auf mein Scheitelchakra. Die rechte Hand lege ich über die linke. Beim Einatmen stelle ich mir vor, wie ich heilende Lebensenergie durch die Atmung aufnehme und beim Ausatmen in mein Scheitelchakra

28 Veda: »In meinem Selbst wirkt das Licht.« (Wortspiel zum Begriff »Selbstverwirklichung«.)

sende, um Einheit zu erfahren.

Ich stelle mir dabei vor, wie ich einen weißen oder hellvioletten Stein auf meinen Scheitel lege und hellviolettes und weißes Licht aus meinen Händen in meinen Kopf strömt.

Selbstverwirklichung und Erleuchtung durchströmen meinen ganzen Körper.

Vor meinem geistigen Auge sehe ich mich einen Berggipfel besteigen. Ich sehe meinen inneren Aufstieg zum Licht. Es ist Neumond. Das kosmische Bewusstsein in mir erwacht. Ich bin bewusst in jedem Augenblick. Ich bin hier. Ich bin vollkommen bewusst. Ich bin vollkommen bewusst – in Körper, Geist (Gedanken) und Seele (Gefühle). Das Wesen meines Geistes ist Licht und Frieden. Ich öffne mich für die unendliche Macht meines Schöpfers. Ich fühle mich verbunden. Ich fühle mich mit meinem höheren Selbst verbunden. Ich fühle mich mit meiner göttlichen Seele verbunden. Ich erfülle meine Seelenbestimmung. Ich erkenne meine Seelenbestimmung und wer ich wirklich bin. Ich bin dankbar, dass ich jetzt mit mir selbst verbunden bin. Ich fühle den unendlichen Kern in mir.

Die Blüten blüh'n, die Blätter wachsen.
Frieden in mir selbst geschaffen.
Die heilende Kraft der Stille
bringt mir die ersehnte Fülle,
vielleicht nicht hier, aber in einer anderen Dimension
ganz bestimmt für das ewige Leben schon.
Ganz in mir und dadurch eins.
Verbunden mit dem Göttlichen, statt in zwei geteilt,
die Verschmelzung mit meinem Seelenkern
in mir Einssein mit meiner wahren Natur.
Körper, Geist und Seele in mir vereint.
Liebe gesät – in Demut gelebt,
mit Vertrauen geflutet,
den Glauben gehalten, mit Bewusstsein durchflutet.
Dem Licht gefolgt, Erkenntnisse gesammelt,
weiterentwickelt, höher gewachsen,

die Wahrheit gehalten und mich geliebt,
Untreue gemieden, aufrichtig geblieben.
Ausrichtung gehalten, Vergebung geübt,
die Mitte gehalten
von Licht und Schatten.
Frieden geschlossen, auf Gott vertraut,
Frieden ernten, durch Einheit und Verbundenheit
tief in mir beschlossen,
mich nie mehr zu verlassen,
um da zu sein, denn nur wer zu Hause ist,
spürt das unaufhaltbare ewige Licht.
Mit mir verschmelzen, eins zu sein,
mit dem Göttlichen in mir vereint.
So, wie die Sonne jeden Tag aufgeht,
die Nacht steht's dem Lichte weicht.
Das Licht
trägt das Wort *Ich* in sich.
Ich vertraue darauf,
was ich wirklich bin.
Die Nacht trägt die *Acht*, die *Macht* in sich.
Kenne deinen Schatten, auch er ist gesund für dich.
Die Früchte wachsen und versprühen Süße,
ich bin gereift und werde ernten zum Schlusse.
In den Früchten steckt der Samen drin,
in jeder Frucht ist auch ein Neubeginn.
Der Samen fürs Neue, für neues Leben.
Früchte sind Ausdruck für Schöpfergaben.
Freude heißt der große Segen.
Die Schöpfung verschenkt sich in großen Mengen.
So erblühe in mir das große Verschenken.
Früchte sind ein Ausdruck von Gottes Schöpfungskraft.
Gott verschwendet in der Vielfalt,
der Lebensbaum trägt Blüte und Früchte,
möchte geben geistige Ernte, ewiges Leben,
die Blüten geben Nahrung für Bienen und Hummeln,
er lässt auch andere Tierseelen unter seinen Flügeln
baumeln.

Als schattenspendende Futterquelle
ist er mit Früchten, Nüssen, Beeren und Samen stets zur Stelle.
Die Kraft der Stille, der Transzendenz
ließ mich reifen in die göttliche Intelligenz.
Eins sein mit meiner Ahnenschaft,
die machtvolle göttliche Schöpferkraft.
In der Stille wird geerntet
ohne Gedanken und Gefühle,
der Weg zur bedingungslosen Liebe.
Bleib stets stehen in meiner Macht.
Die Macht der Liebe ist meine wahre Kraft,
die das Paradies in meinem Geiste erschafft.
Die Tage der Finsternis sind vergessen.
Sie waren da, um mich zu prüfen
auf den verschiedenen Bewusstseinsstufen.
Ich habe geglaubt, geliebt und zu mir gestanden.
Die geistigen Früchte werde ich ernten.
Der Samen der Liebe ist gewachsen zu einem kräftigen Baum,
er hat viel ausgehalten für seinen großen Traum.
Ganz klein angefangen, an sich geglaubt,
starke Wurzeln gebildet im unsichtbaren Raum,
um sie auszudehnen in seinem Herz,
denn die wahren Wurzeln führen himmelwärts.
Der Traum ist der Garten Eden, aus dem Herzen soll er gedeihen
und sich lichtvoll im Geiste in der Dunkelheit weihen.
Die Früchte sind schon da, es braucht noch Reife,
das Wesentliche nur mit dem geistigen Auge zu greifen.
Fühlen kann man es durch sein Herz,
dort, wo man das Licht reinströmen lässt.
Der Verstand ganz still und dadurch wach.
Schauen wir nach oben zum Himmelszelt.
Die Baumkrone ragt hoch hinauf, das ist das, was zählt.
Die Reichtümer der Seele sind für die Ewigkeit gedacht.
Der Baumkrone, die greift nach dem leuchtenden Stern,

ein Stern, wie du es bist, wunderschön, hell beseelt.
Die Sonne strahlt die Mondgöttin an.
Beide in sich trägt der Baum
und sprengt so Zeit und Raum.
Beides trägt er tief im Herzen.
Dadurch kann er erst nach den Sternen greifen.
Durch Sonne und Mond in sich vereint.
Viel zu lange hat es anders gescheint.
Die Früchte, die der Baum bald gibt,
sind nicht für ihn. Er verschenkt sich aus Liebe, er vergibt.
Seine Gabe, das schönste, was er zu vergeben hat.
Aus Liebe zur Seele tief in sich gedacht.
Frieden ernten durch Einheitserkenntnis
folgte ich dem universellen Geheimnis.
Königin und König im Garten Eden
geistige Früchte für das ewige Leben.
Die Krone auf dem Haupt, das Zepter fest in der Hand,
das ist mein wahres Heimatland.
Sich vor dem Schöpfer der tiefen Aufgabe hinzugeben,
um die Schöpferkraft lichtvoll in die Welt zu tragen.
Ich bin zu einem mächtigen Baum gewachsen.
Erinnere mich, ein großer Baum wirft große Schatten.
König*in sein im Garten der Seele unsichtbar,
nur mit dem Herzen zu sehen.
Das ist das wahre Königreich,
im Herzen sanft, edel und weich.
Meinen Thron gib ich nicht her,
halte fest an meiner Seel'.
Reichtum genießen für den Seelenfrieden.
Die Krönung meines Lebens ewiger Segen
ich bin mein Juwel.
Gebe nie weg von meinem wahren Kern,
denn ich hab ein wahrhaftiges Geburtsrecht.
Der Samen wurde zum Baum,
erfüllte seinen großen Seelen-Traum.
Früchte des Lichts aus dem Samen der Liebe

Früchte für die Ewigkeit, der Plan meiner Seele,
so atme ich es ein, das violette Licht,
entstanden aus rot und blau, ein binäres Gemisch.
Rot und blau steht für Mann und Frau.
Ganz sein in mir, Yin und Yang,
das führt zum Ziel, zum Einklang.
Die Liebes-Einheit mit dem Göttlichen, das große Ziel.
Die Einheit von Körper, Geist und Seele, das höchste
Gefühl.
Größter Reichtum ist Seelenfrieden,
bedingungslos sich selbst und andere lieben.
Die Anbindung an die Einheit ist vollbracht,
mein Schöpfer in mir meine wahre Macht
durch Entspannung, Ruhe und Stille bewacht,
meine Selbstverwirk*lich*ung in mir erwacht.
Ich liebe mein Seelenlicht unendlich.

15. Wunschbaum-Meditation: Mit einem farbigen Stoff in eine bunte Zukunft

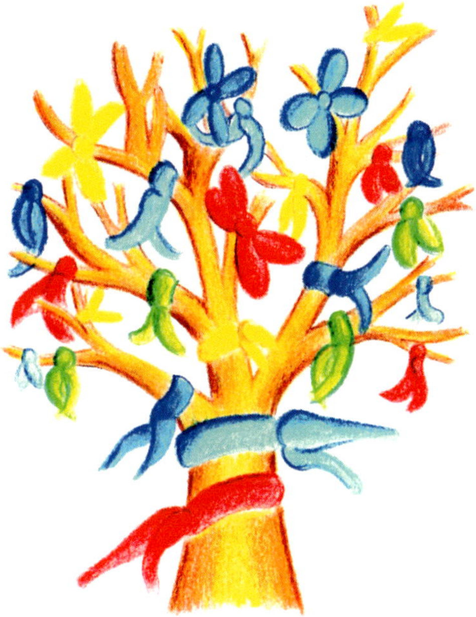

Ich bin entspannt, so entspannt.
Ich lasse mich hineinfallen in eine ganz tiefe Entspannung.
Mein Körper sinkt hinab in die Mutter Erde.
Mein Körper atmet tief, lang und weit.
Mein Sonnengeflecht ist warm und mein Körper gelockert, gelöst und entspannt.
Weit atmet mein Körper tief ein und aus.
Mein Körper entspannt sich immer mehr und mehr.
Ich bin ruhig, ganz ruhig,
ruhig, ganz ruhig.
Meine Äste sind schwer, ganz schwer.
Meine Wurzeln sind schwer, ganz schwer.

Meine Baumkrone angenehm kühl.
Es ist ruhig, ganz ruhig.
Ich bin ich.
Vor meinem geistigen Auge erscheint ein Bild.
Ich bin inmitten eines Waldes, an einem wunderschönen Ort.
Die Sonne scheint hoch am Himmel
und wärmt mich mit ihrem sanften Strahlen.
Der Wind weht und streichelt mir übers Gesicht.
Vögel singen auf den Ästen ihre Lieder.
Ein Adler fliegt hoch oben in der Luft
und zieht majestätisch seine Kreise.
Waldtauben fliegen umher
und schenken mir tiefsten, inneren Frieden.
Ich schaue nach oben und genieße den Blick
zum freien, wolkenlosen Himmel.
Ich atme tief in mich ein und aus
und gehe mit leichten, bewussten Schritten
auf einen bezaubernd schönen und kräftigen Baum zu –
ich spüre den Waldboden unter meinen Füßen
und fühle mich tief geerdet.
Der Baum steht an einer sehr frischen, reinen Wasserquelle.
Das stille Fließen des Wassers beruhigt mich ganz tief.
Ich fasse mit beiden Händen den starken,
kräftigen und mächtigen Baumstamm an,
er ragt hoch in den Himmel hinauf.
Die Baumrinde ist wohlriechend und fühlt sich wohlig warm an.
Ich gebe mich dem Baum ganz hin
und lasse meine Augen geschlossenen.
Tiefster Frieden und Verbindung durchströmen meinen ganzen Körper.
Ich fühle mich gehalten und bei mir angekommen.
Ich stelle mir vor, ich bin ein großer, starker Baum.
Ich stehe mit meinen Füßen fest auf dem Boden.
Aus meinen Füßen wachsen starke, kräftige Herzwurzeln.

Sie wachsen tief und fest ins Erdreich hinein.
Ich bin verbunden mit Mutter Erde und nichts kann
mich umwerfen,
so fest halten mich meine starken Wurzeln.
Mein Rücken bildet den Stamm des Baumes,
er ist stark und kräftig, er hält mich aufrecht.
Ich wachse stark und immer höher hinauf.
Mein kräftiger Rücken gibt mir Rückhalt.
Ich breite meine Arme aus, meine Äste,
und strecke sie dem Himmel entgegen.
Meine Finger sind die Zweige,
die nach der Sonne und nach den Sternen greifen
wie kleine Blätter und Früchte.
Ich fühle hinein, wie es ist, dem Himmel so nahe zu sein.
Es ist jederzeit so nahe und möglich.
Ich atme tief ein und aus,
tief ein und aus.
Windhauch.
Ich bin der Wind, der weht für mich.
Bei jedem Atemzug
Der Wind der Wind, das himmlische Kind,
lässt tanzen die Zweige und Blätter im Wind
Der Wind wird stärker und jetzt bewegen
sich auch meine Äste (Arme) behutsam durch die Luft.
Hin und her,
auf und ab, ist nicht schwer.
Meine Wurzeln halten mich fest auf der Erde
und ich bleibe mit meinen Füßen fest verankert,
während mein Oberkörper sich sanft
hin und her bewegt.
Hin und her
ist nicht schwer.
Windhauch.
Atme ich noch einmal tief ein und aus
und werde ganz still.
Spüre, wie fest meine Füße in der Erde verbunden sind,
ich aufrecht in meinen Gedanken dastehe wie ein Baum.

Wie ich meine Arme freudig dem Himmel entgegen-
strecke
und wie ich ganz tief vertraue.
Tiefstes Vertrauen durchströmt meinen ganzen Körper.
Mein Stamm gibt mir Rückhalt.
Ich umarme meinen Kraftbaum nochmals ganz fest.
Der Baum trägt sich durch alle Jahreszeiten hindurch.
Nichts stirbt wirklich, alles ändert nur die Form.
Ich berühre die Wurzeln mit meinen Händen.
Sie wachsen tief in die Mutter Erde hinein
und geben mir tiefsten Halt und Zuversicht.
Sind stark, kräftig und nähren mich.
Es ist alles da, was ich brauche.
Ich fühle meine Wurzeln, ich fühle bedingungslose
Liebe
und die Kraft der Mutter Natur
und nehme sie über meine Füße
in mich auf, tief in mich auf.
Meine Zehen und meine Füße sind verbunden
mit den tiefsten Wurzeln meines Kraftbaumes
und nähren mich mit allem, was ich brauche,
alles, was gebraucht wird, ist da.
Nichts kann mir je geschehen.
Ich bin unantastbar im Schutze des Höchsten.
Bedingungslose Liebe fließt
durch meinen ganzen Körper.
Der Baumstamm ragt mächtig und kräftig
hoch in den Himmel hinauf.
Ich fasse ihn nochmals mit beiden Händen an
und genieße die Berührung.
Seine wunderschöne üppige
Baumkrone ziert den Himmel.
Das hoffnungsvolle Grün stärkt mich –
ich fühle mein kraftvolles Herz.
An den Ästen sind viele bunte Stoffe angehängt
von Menschen mit Wünschen, Gebeten und Danksa-
gungen.

Es ist ein Wunschbaum, der den Menschen Hoffnung,
Zuversicht und Mut schenkt.
Der Baum wirkt so fröhlich
durch all die Stofffarben an den Ästen
und schenkt Ruhe und Zuversicht, Stärke und Verbun-
denheit.
Freudig nehme ich einen farbigen Stoff
aus meiner Tasche und schreibe einen Wunsch drauf.
Ich nehme mir Zeit dafür
und atme nochmals tief in mich ein und aus
und sehe eine große Leiter vor mir.
Die Leiter hat meine Lieblingsfarbe.
Ich fasse die Leiter an, ich spüre die Struktur der Leiter
in meinen Händen
und ich geh mit dem rechten Fuß die erste Sprosse
hoch.
Und nehme den linken Fuß nach
und steige langsam, ganz bewusst die Leiter rauf.
Die Leiter führt mich zur wunderschönen Baumkrone.
die Baumkrone ist voller farbiger Stoffe
und üppiger, reifer Äpfel,
die duften so herrlich gut, dass ich, oben angekommen,
genüsslich in einen Apfel beiße.
Tiefe Atemzüge begleiten mich.
Ich genieße den Apfel und
hänge meinen Wunschstoff langsam an einen Ast.
Die Blätter wehen im Wind,
tiefes Vertrauen begleitet mich,
bin versorgt und in meinem geschützten Raum.
Ich bin rundum geschützt und beschützt.
Mein Körper ist entspannt, ganz entspannt.
Ich weiß, ich bin geliebt, und kann mich auf mich ver-
lassen.
Nichts kann mir geschehen.
Ich bin im Schutz des höchsten,
genau hier bin ich zu Hause
in meinem Frieden und in meiner Ruhe.

Ich weiß, dass ich ab jetzt alles bei mir habe,
was ich brauche,
und immer zur richtigen Zeit am richtigen Ort bin.
Das Leben ist für mich da
und schenkt mir tiefe Freude.
Alles, was mich belastet, geht jetzt.
Ruhe und Gelassenheit fließen durch meinen Körper –
ich atme tief ein und aus
und weiß, dass die Zeit für die Rückreise gekommen ist.
Ich bedanke mich von tiefstem Herzen
bei meinem wunderschönen Kraftbaum
für die wertvollen Geschenke,
die ich ins Hier und Jetzt mitnehmen werde.
Ich fühle mich tief in mir verwurzelt
und ausgerichtet nach meinem wahren Selbst.
Beim Abstieg weiß ich mich getragen, gehalten und geborgen.
Schutz und Geborgenheit begleiten mich.
Die Kraft der Heilung strömt in mir,
alle Seelenanteile sind in mir.
Sieben … Sechs … Fünf … Vier … Drei … Zwei …
Eins …
Ich bin wach, hellwach in mir. Augen auf!

16. Schlusswort

Mögest du immer wieder nach innen reisen, um aus der kraftvollen Quelle des Lebens zu trinken, um dich im Licht des Schöpfers zu sonnen, um die Not des Reifens zu erkennen und die Freude des Aufbrechens in dir zu fühlen. Damit du zur richtigen Zeit – alles in der Natur muss warten, bis seine Zeit zum Blühen gekommen ist – deine Muster kraftvoll durchbrechen kannst wie eine Blume, die durch den Asphalt bricht, um deinen Wesenskern zu entfalten und deine Seelenknospe zur Vollendung erblühen zu lassen.

So wie jeder Baum und jede Blume bist auch du ein einzigartiges Wunder der Natur und ein kostbarer Schatz im Garten Gottes! In jedem von uns ruht der Keim jener Kraft, die die Schöpfung hervorgebracht hat.

Unsere Seele, Träger des Bewusstseins, des Lichts, ist wie ein Samen und strebt zeitlebens nach dem Sonnenlicht, nach Bewusstsein, nach Entwicklung, nach Wachstum, nach Selbsterkenntnis und Selbstentwicklung, nach Fruchtbarkeit, nach Unsterblichkeit, nach Heilung – nach Ganzwerdung und Einheit mit der Schöpfung.

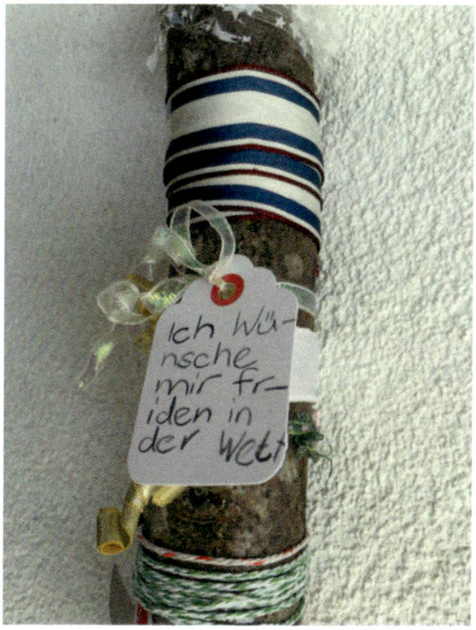

17. Ausblick

An der hohen Anzahl von Scheidungskindern wird sich auch in der nahen Zukunft nicht so schnell etwas verändern. Viel wichtiger ist es, als Betroffener den Umgang mit dieser Thematik zu erlernen. Denn wie bereits in der Ausgangslage beschrieben, kann es auch eine gute Scheidung geben. Mit dem Buch *Scheidungskinder heilen* liegt für Scheidungsfamilien und ihre Angehörigen ein wichtiger Schlüssel bereit, um das Ziel einer guten Scheidung zu erreichen. Meine Methode des Trance-Healings unterscheidet sich dabei grundlegend von den meisten Konzepten auf dem Markt, da sie nicht nur den Verstand tangiert, sondern im Unterbewusstsein wirkt. Verbinden statt Trennen – Handeln statt Reden. Somit können bei Scheidungskindern folgende Erfolge erzielt werden:

Den Geist befreien, das Ego leeren:

- Sabotage – Mechanismen, Muster, Glaubenssätze, Blockaden und Ängste werden aus dem unbewussten Raum entfernt.
- Ballast, Schuld, Loyalitätskonflikte, Wut, Ohnmacht, Ängste in der Tiefe befreit.
- Traumata werden erhoben.

Das Traumfeld kreieren, die Seele nähren:

- Fokus wird nach innen gerichtet (Ablenkung minimieren).
- Innerer Frieden und Geborgenheit wird über tägliche Wiederholungen meiner Höraufnahmen im Unterbewusstsein verankert.
- Positive Muster und Gewohnheiten in Bezug auf Selbstwert und Selbstbewusstsein werden über die Kraft der Wiederholungen in der Tiefe nachhaltig angelegt.

- Verankerung neuer Verhaltensweisen im Unterbewusstsein, damit Kinder sich wieder getragen, angenommen, beschützt und geborgen fühlen.
- Sich selbst wieder ungeteilte Aufmerksamkeit schenken.
- Selbstheilungskräfte werden stimuliert.
- Körper, Geist und Seele sind wieder im Einklang.
- Tieferes Atmen.

Ich wünsche Scheidungskindern auf ihrem Weg den Mut (*Traue dich*), sich von der Macht ihrer unsterblichen Seele führen zu lassen, Führung, die sie in den paradiesischen Garten (R)Eden (liebevolle Kommunikation beginnt in uns selbst) lenken wird, um goldige, geistige Früchte für das ewige Leben zu ernten. Den Garten Eden betritt man nicht mit den Füßen, sondern mit dem Herzen. Mögen die Kinder stets vom Licht begleitet sein und Spuren der Liebe hinterlassen für die innere Familie und die Heilung ihres inneren Kindes. Jeder von uns ist ein Vater und eine Mutter von seinem inneren Kind und jeder von uns ist ein Kind Gottes. Mögest du stets ein liebender Vater und eine fürsorgliche Mutter sein, damit dein inneres Kind Frieden findet und du in der zeitlosen Gegenwart wie ein hell leuchtender Stern strahlen kannst.

Im Herzen gibt es keine Trennung und keine Zeit.
In Liebe

Denise König

DENISE KÖNIG
KINDER - UND JUGENDCOACHING
TRANCE HEALINGS NACH RAMONA VEDA

Quellenverzeichnis

Literaturangabe

- Largo, Remo; Czernin, Monika: Glückliche Scheidungskinder. Was Kinder nach der Trennung brauchen. 4. Auflage. Piper, 2018.
- Emoto, Masaru: Wasserkristalle. Was das Wasser zu sagen hat. KOHA, 2006.
- Veda, Ramona: Dein Licht erhellt die Welt. 2. Auflage. Giger, 2010.

Onlinequellen

- Enkelmann, Nikolaus B.: Mentales Training baut Stress ab (07.06.2011). https://www.business-wissen.de/artikel/mentales-training-baut-stress-ab Abruf: 01.09.2022.
- Enkelmann, Nikolaus B.: Wie Sie durch Autosuggestion Stress abbauen (07.06.2011). https://www.onpulson.de/3900/wie-sie-durch-autosuggestion-stress-abbauen/ Abruf: 01.09.2022.
- Dr. Bart, Wolf: Kompaktkurs Mentaltraining (7): Gehirnwellen und Bewusstseinszustände. https://www.experto.de/praxistipps/kompaktkurs-mentaltraining-7-gehirnwellen-und-bewusstseinszustaende.html Abruf: 01.09.2022.
- Dahm, Valerie und Feichter Martina: Atemübungen (18.01.2022). https://www.netdoktor.ch/therapien/atemuebungen/ Abruf: 01.09.2022.
- Prof. Dr. med. h.c. W. Amann-Jennson, Günther: Alpha, Beta, Delta & Theta – Gehirnwellen und ihre Bedeutung (29.08.2019). https://www.einfach-gesund-schlafen.com/allgemein/alpha-beta-delta-theta-gehirnwellen-und-ihre-bedeutung Abruf: 01.09.2022.

- https://www.herzstiftung.de/system/files/2020-05/HB0118-zahlen-fakten-atemwege-lunge.pdf Abruf: 04.09.2022.
- DESTATIS, statistisches Bundesamt 2023; Pressemitteilung Nr. 301 vom 14. Juli 2022 https://www.destatis.de/DE/Presse/Pressemitteilungen/2022/07/PD22_301_126.html Abruf: 01.03.2023.
- BFS – BEVNAT: https://www.bfs.admin.ch/bfs/de/home/statistiken/bevoelkerung/heiraten-eingetragene-partnerschaften-scheidungen/scheidungshaeufigkeit.html Abruf: 01.03.2023.

Abkürzungen mündlicher Quellen

- Veda, Ramona: In meinem Selbst wirkt das Licht. Ramona Veda – Gründerin der Rastoa Akademie. Trance-Healing-Ausbildung bei der Rastoa Akademie vom 20.07.2018. Homepage zur Info: https://www.rastoa.de/rastoa-akademie/?v=1ee0bf89c5d1 Abruf: 01.03.2023.